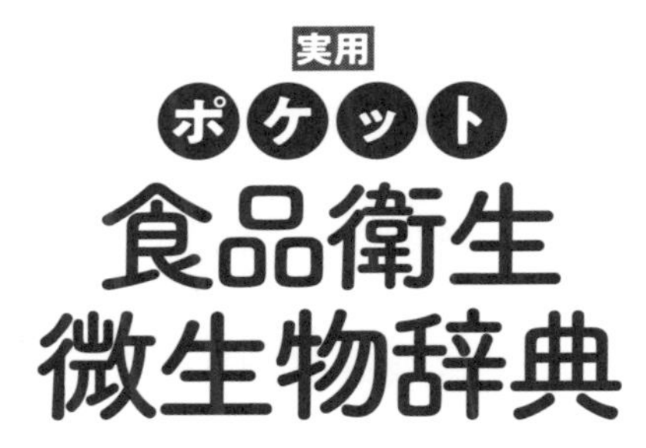

藤井建夫 編

東京家政大学大学院 客員教授
東京海洋大学 名誉教授

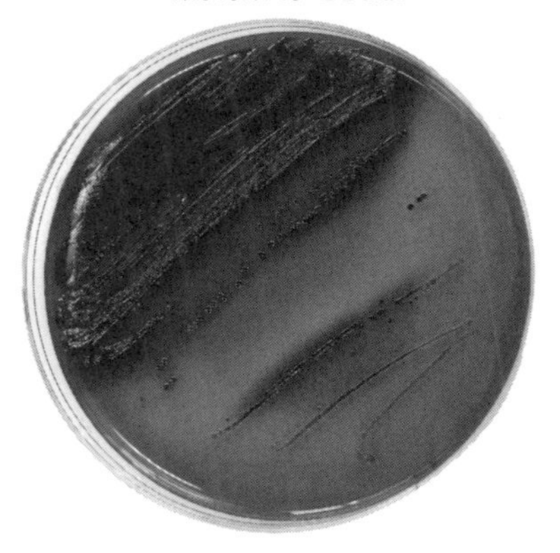

幸書房

はじめに

2018年第196回通常国会において食品衛生法が改正され，全食品事業者を対象としたHACCPに基づく衛生管理の義務化法案が可決されました．これにより，日本の食品衛生は国際的なレベルと肩を並べることとなりました．HACCPの根幹は，危害要因分析による危害要因の特定とその管理にあるわけですが，日本の場合は特に微生物的危害，つまり「食中毒」が最も大きな危害と言えます．

最近では，公的あるいは民間の分析機関への微生物的危害の検査の依頼が増大している一方，一般衛生管理として「清掃後，清潔であるという科学的な証明」のひとつとしてATPを指標とした食品製造現場での検査も重要視されてきています．

こうした微生物検査等のニーズが増えるのと並行して，現場での自主検査のための微生物の簡易迅速検出法や各種の技術開発も日進月歩で進んでいます．

本書は，食品製造現場で微生物関連の衛生管理，品質管理を担当されている方を対象に，食品衛生微生物に関する用語を，ポケットサイズでかつパーソナルユースで安価に購入できるように編集したものです．日常業務で必要と思われる微生物の基礎から最新の検査技術の用語まで，およそ500語を採録しています．もちろん解説も平易になるように努めたつもりです．

これからの食品製造現場で，HACCP手法に基づく微生物的危害分析には欠かせない1冊と考えています．ぜひ皆様のポケットに本書が携帯されることを願っています．

最後に，本書の刊行に当たって多大なご尽力をいただいた（株）幸書房の夏野雅博氏に心よりお礼申し上げます．

2018年8月

編　者　　藤井建夫

■執筆者紹介

編　者

藤井建夫　東京家政大学大学院 客員教授
東京海洋大学 名誉教授

執筆者（五十音順）

浅尾　努　一般財団法人 日本食品分析センター 学術顧問
木村　凡　東京海洋大学 学術研究院 食品生産科学部門 教授
久田　孝　東京海洋大学 学術研究院 食品生産科学部門 准教授
小西良子　麻布大学　生命・環境科学部 食品生命科学科 教授
小柳　喬　石川県立大学 生物資源環境学部 食品科学科 准教授
佐藤　順　東洋大学 食環境科学部 食環境科学科 教授
里見正隆　国立研究開発法人 水産研究・教育機構 増養殖研究所 主任研究員
野﨑一彦　アサマ化成株式会社 取締役研究部長 兼 第二研究室長
藤井建夫　東京家政大学大学院 客員教授
森田幸雄　東京家政大学 家政学部 栄養学科 教授
柳沼健史　栄研化学株式会社 営業統括部 マーケティング推進室 MKT3 部

■主な執筆分担

微生物一般，分類に関する用語	里見正隆
微生物の増殖，腐敗についての用語	久田　孝，藤井建夫
食中毒菌，ウイルスについての用語	森田幸雄
微生物自体についての一般用語	小柳　喬
カビ，カビ毒についての用語	小西良子
殺菌関係用語（殺菌剤以外）	佐藤　順
食品添加物に関する用語	野﨑一彦
培地，培地素材に関する用語	柳沼健史
検査法，汚染指標菌，衛生指標菌に関する用語	浅尾　努
遺伝子を用いた検査法，タンパク質量分析などの用語	木村　凡
HACCP に関する用語	森田幸雄

実用

ポケット

食品衛生微生物辞典

RNA (ribonucleic acid)

生命の設計図であるDNA（デオキシリボ核酸）を鋳型にして合成（転写）される高分子の物質のこと．糖の一種であるリボースと，リン酸，塩基（アデニン（A），グアニン（G），シトシン（C），ウラシル（U）の4種類）が結合して鎖状の構造となっている．RNAにはDNAの塩基配列の情報がそのまま写し取られRNAの遺伝暗号を読み取ることでタンパク質が合成（翻訳）される．

→ DNA，転写

RFLP (restriction fragment length polymorphism)

DNAを制限酵素によって切断し，切断されたDNA断片の長さを比較する手法．食品微生物学分野においては，1990年代に入りPCR法が導入され，細菌の同定においても16SリボソームDNAの配列を用いることが活発になった．ただし当時は，1,500塩基のすべての配列を読むことは時間とコストを要した．そのため配列を読む代わりにPCR増幅した16SリボソームDNAを制限酵素により切断し，そのパターンから菌種を同定したり識別したりする手法が流行した．しかし最近では，遺伝子配列をすべて読むことは時間的にもコスト的にも大きな問題とはならなくなった．そのため現在ではRFLPを用いる機会は以前に比べて低くなりつつある．

RT-PCR (reverse transcription PCR)

RNAをDNAに変換してからPCR増幅を行う方法．微生物細胞のDNAではなくRNAを増幅したい場合，まずRNAをDNAに変換する必要がある．RNAからDNAに変換する反応のことを逆転写反応(reverse transcription)とよぶ．例えばノロウィルスのようなRNAウイルスをPCRで検出する場合，まずRNAをDNAに変換してからPCRを行う必要がある．

→ PCR法

ISO 22000 (ISO 22000)

ISOはスイスのジュネーブに本部を置く非政府機関International Organization for Standardization（国際標準化機構）の略称．ISO規格のISO 22000は，HACCPの食品衛生管理手法をもとに，消費者への安全な食品提供を可能にする「食品安全マネジメントシステム」の国際規格である．ISO 22000を取得することでHACCPを導入している施設であると保証することができる．

→ハサップ

青カビ（あおカビ）　→　ペニシリウム

アカパンカビ　(*Chrysonillia*, red bread mould)

古くから遺伝学の研究に用いられている子のう菌の一種で，分生子が赤みを帯びている．アナモルフ世代では *Monilia* 属に分類される．着生すると気中に伸びて，ふわふわとした姿で，すみやかに分生子を形成するので，全体に赤みを帯びる．　→アナモルフ

亜急性毒性試験（あきゅうせいどくせいしけん）　→　短期毒性試験

亜種（あしゅ）　(subspecies)

生物の階層的分類体系における種（species）のすぐ下の階級のこと．細菌の命名規約において最も低次の階級である．種名（属名＋種形容語）に続いて記載される．同一種内で著しく表現形質が異なる場合に用いられることが多い．　→種，属

アスペルギルス　(*Aspergillus*)

俗名でコウジカビとよばれており，発酵食品に利用される菌種が多い．菌糸から分岐した分生子柄の先端がふくらみ胞子をつくる．一見ネギ坊主のような形態をとるのが特徴．無性世代は不完全菌に属し，有性世代は子のう菌に属する．

アスペルギルス フミガタス　(*Aspergillus fumigatus*)

アスペルギルス症（アスペルギローシス）の一般的な原因真菌．本菌の胞子は環境中に広く存在しており，免疫不全になっているヒトでは吸入によって発症する．本菌はグリオトキシンとよばれるカビ毒を産生して，症状を悪化させる可能性がある．

アスペルギルス フラバス　(*Aspergillus flavus*)

1960 年代に英国の七面鳥養鶏場で起こった X 病とよばれた真菌中毒症の原因真菌として分離された．その二次代謝産物は，この菌名の頭文字にトキシンをつけてアフラトキシンと名付けられた．本菌は熱帯地方に多く生息し，アフラトキシン B_1，B_2 および M_1 を産生し，アフラトキシン G_1 および G_2 は生産しないとされている．

→アフラトキシン

アナモルフ　(anamorph)

子のう菌類，担子菌類では，有性生殖時代と無性生殖時代とで異

なる形態をもつ属が存在する．無性生殖によって生活している姿をアナモルフという．有性生殖によって生活している姿をテレオモルフという．

アニーリング (annealing)

PCR 反応において，一度解離した 2 本鎖 DNA を，温度を下げることにより再び結合させる過程．目的の DNA 配列のみを伸長させるためにはアニーリングの過程において，標的配列に相補的なプライマーを反応液に加えておく必要がある．

アニサキス (*Anisakis*)

魚介類の代表的な寄生虫．線虫類の仲間で，クジラやイルカが最終的な宿主となる．第Ⅲ期幼虫（体長 2 ～ 3 cm）は魚類やイカ類の内臓や筋肉に寄生しているが，刺身などを，生食した場合に消化管壁，とくに胃壁に侵入し，腹痛，おう吐，下痢などの症状（アニサキス症）を引き起こすことがある．凍結または加熱調理することにより感染は防止できる．なお，2 度目以後の感染は，アニサキス症だけではなくじん麻疹やアナフィラキシーなどのアレルギー症状を伴うことがある．

アフラトキシン (aflatoxin)

Aspergillus 属真菌が産生するカビ毒．存在する天然物中で，最も発がん性が高い化合物とされている．アフラトキシンの発がん性機序は直接遺伝子を損傷するもので，遺伝毒性発がん物質である．食品中に汚染するアフラトキシンにはアフラトキシン B_1, B_2, G_1, G_2 があり，これらを総称して総アフラトキシンとよぶ．日本での基準値は全食品を対象に総アフラトキシン 10 μg/kg（従来はアフラトキシン B_1 が不検出）である．慢性毒性としては，原発性肝臓がん，急性毒性としてはおう吐，黄だん，肝肥大，昏睡などによる死亡事例がある．試料中にアフラトキシン B_1 が汚染した場合は牛乳に代謝されアフラトキシン M_1 として分泌される．

→アスペルギルス フラバス

アリサイクロバチルス (*Alicyclobacillus*)

好酸性（増殖 pH2 ～ 6）および微好熱性（増殖温度 20 ～ 70℃）の好気性胞子形成細菌で，現在 21 種 2 亜種に分類されている．土壌を中心に広く分布しており，食品変敗菌としてクレゾール様異臭を発する *A. acidoterrestris* などがある．

→酸味料，胞子

アルカリゲネス (*Alcaligenes*)

海水，淡水，土壌，動物腸管内などに分布する好気性，グラム陰性の低温細菌で，乳製品，魚肉練り製品，鶏卵などから分離される．培地をアルカリ化させ，牛乳においては風味の劣化とともに粘質化を起こす．

アルコール (alcohol)

エタノール（エチルアルコール），メタノール（メチルアルコール），イソプロパノール（イソプロピルアルコール）などの総称．飲料，食品添加物，消毒剤，洗浄剤などに用いられる．

アルコバクター (*Arcobacter*)

形状はカンピロバクターに似ているが，好気性条件や比較的低温（15～30℃）でも増殖可能な菌．動物の腸管内や河川水などに広く生息する．***A. butzleri***，***A. cryaerophilus***，***A. skirrowii*** の3菌種はヒトの感染症との関連が示唆されており，とくに ***A. butzleri*** は食中毒患者（腸炎患者），菌血症を起こした新生児，敗血症患者，ウシ・ブタの流産胎仔から分離されることから，ヒトと動物の双方に病原性を有することが知られている．

アレニウスプロット (Arrhenius plot)

化学反応の速度を予測するための，アレニウスの式の対数 $\ln k = -(Ea/RT) + \ln A$ {k：速度定数，A：頻度因子，Ea：活性化エネルギー，T：絶対温度} に沿ってプロットすること．微生物増殖に応用すると，得られる直線からある温度での増殖速度定数が求められる．

→増殖曲線，予測微生物学

アレルギー様食中毒（ようしょくちゅうどく）

(scombroid fish poisoning, allergy-like food poisoning)

ヒスタミンを高濃度含む食品（主に赤身魚とその加工品）を摂取した場合，ふつう30～60分位で，顔面，とくに口のまわりや耳たぶが紅潮し，頭痛，じんま疹，発熱などの症状を呈するもので，ヒスタミン中毒ともいう．たいてい6～10時間で回復する．このヒスタミンは細菌のヒスチジン脱炭酸酵素作用によってヒスチジンから生成される．マグロ，サバ，イワシ，カツオなどの赤身魚が本食中毒の原因となりやすいのは，ヒスチジンを大量に含むためである．

安全キャビネット（あんぜん） (biosafety cabinet)

無菌操作を行うための作業空間をつくり，かつ，作業中に生じたエアロゾルなどを外部に漏出しないよう対策を講じてある装置．HEPAフィルターを通した無菌の空気を作業空間内で循環させて使用する．作業中に生じたエアロゾルが飛散しないように内部は陰圧に調整され，排気する空気もHEPAフィルターで除菌される．

→クリーンベンチ

安息香酸（あんそくこうさん） (benzoic acid)

化学式 C_6H_5COOH．安息香の樹液に含まれる静菌成分であり，食品の保存料として使われる食品添加物．キャビア，マーガリン，清涼飲料水，シロップ，醤油などに使用基準内で使用される．白色結晶，水に溶けにくいため，水に可溶なナトリウム塩もある．

EEブイヨン (*Enterobacteriaceae* enrichiment broth)

腸内細菌科菌群の選択増菌培地．開発者の名前に因んで，モーゼルブイヨンともよばれている．ブリリアントグリーンおよび胆汁酸塩により，腸内細菌科菌群以外の細菌の増殖を抑制する．ただし，*Pseudomonas aeruginosa* は増殖する．　→腸内細菌科菌群試験法

EMB寒天培地（かんてんばいち） (EMB (eosin methylene blue) agar)

大腸菌群試験の確定試験に用いる培地．ペプトン 10 g，乳糖 10 g，リン酸二カリウム 2 g，エオジンY 0.4 g，メチレンブルー 0.065 g, カンテン 18 g, 精製水 1,000 mL　pH 7.3 ± 0.2．メチレンブルーでグラム陽性菌を抑制する．大腸菌群は，乳糖分解し酸を産生することで培地pHが酸性になりエオジンYとメチレンブルーにより中心部が黒色のコロニーから特徴的な金属光沢のある黒色コロニーになる．

→大腸菌群の確定試験

E型肝炎ウイルス（がたかんえん） (hepatitis E virus)

へペウイルス科に属するウイルスで，経口感染により主に急性肝炎を発症する．HEVと略す．開発途上国に常在し本症は散発的に発生している．まれに汚染された飲料水などを介し大規模な流行を引き起こす場合もある．わが国では開発途上国への旅行者の感染事例が多く「輸入感染症」であった．近年はブタ，狩猟されたイノシシやシカの生食による「国内発症例」も散見される．ブタの生食が禁止された要因の一つである．潜伏期間は2～9週間（平均6週間），38℃以上の高熱後数日を経て，全身倦怠感，食欲不振，悪

心，おう吐，右季肋部痛などが現れ，その後褐色尿，黄疸が現れる．妊婦が HEV に感染して発症した場合には，劇症化する率が高い．HEV ワクチンは無い．

EC 培地（ばいち） (EC (E. coli) medium)

E. coli（糞便系大腸菌群）の推定試験（EC 試験）に使用する液体培地．ダーラム管（ガラス管の一端を封じたもの）を，開口部を下向きに培地に入れる．ペプトン 20 g，乳糖 5 g，胆汁酸塩 1.5 g，塩化ナトリウム 5 g，リン酸二カリウム 4 g，リン酸一カリウム 1.5 g，精製水 1,000 mL，pH 6.9 ± 0.2．EC 試験は，44.5 ± 0.2℃の高温で培養し，ガスの産生を確認する方法．自然界からの汚染がそのまま反映される生食用かき，乾燥食肉製品などの E. coli 試験に用いる．

→糞便系大腸菌群試験法

イオントレントシークエンサー (ion torrent sequencer)

次世代 DNA シークエンサーにおける塩基配列決定方法として 2010 年以降に登場した原理．DNA の伸張反応のようにヌクレオチドが取り込まれる際に，水素イオンが放出される．すなわち反応の微細環境においてはわずかな pH の変化が起きる．このわずかな pH の変化をセンサーによって捉える方法である．2017 年現在においてパイロシークエンス法とともに次世代シークエンサーの塩基配列決定方法の主要な原理の一つとして活躍している．

→次世代シークエンサー

鋳型（いがた） (template)

PCR 反応を行う際の元となる DNA のこと．食品微生物学分野においては，食品や環境から分離した微生物の遺伝子を抽出し，PCR 反応により特定の遺伝子領域のみを増幅する．このような反応液に入れる微生物がもっていた全ゲノムの DNA のことを指す．

イソチオシアン酸（さん）**アリル** (allyl isothiocyanate : AIT)

化学式 CH_2CHCH_2NCS．黒からしや日本産からしを圧縮し，水蒸気蒸留して得られるガイシ（からし）油に含まれる．既存添加物の中で，ワサビの根茎または葉から得られた「ワサビ抽出物」，ホースラディッシュの根茎から得られた「セイヨウワサビ抽出物」の主成分でもある．香料として使用される食品添加物．別名，揮発ガイシ油．アリルカラシ油ともいう．無色～淡黄色の液体で，からし様の強い刺激臭がある．畜肉加工品やソース類などの調味料のフレーバーとして使用される．ガス状で微生物の増殖阻害作用を示す．

一日摂取許容量（いちにちせっしゅきょようりょう） (acceptable daily intake : ADI)

食品添加物を毎日食べ続けても健康への影響がないと推定される量．国際的な機関が動物実験で無害と確かめた最大無毒性量に人間と実験動物の差異や人間内の老若などの差異による安全性を考慮して100倍の安全率を掛け，1/100の量とした値．体重1 kgあたり1日に何mgまで（mg/kg/day）と表わされる．ADI＝最大無作用量×1/100 mg/kg.

一日耐容摂取量（いちにちたいようせっしゅりょう） (tolerable daily intake : TDI)

ヒトがある物質を生涯（約70年間）にわたって継続的に摂取した際に，その物質が原因で健康被害が起こらないと推定される1日あたりの摂取量．単位は1日および体重1 kgあたりの化学物質の質量で表す．物質によっては一週間耐容摂取量（TWI）で表す場合もある．算出法は，動物実験などで求められた無有害作用量(NOAEL) を不確実係数積で除する手法を用いる．無毒性量のデータが得られない場合には最小毒性量（LOAEL）を用いて不確実係数積 (500から1000) にその補正を織り込んで除して求める．曝露評価の結果TDIを超える場合には規制を策定する必要がある．通常暫定であることから暫定最大耐容一日摂取量（PMTDI）ともよばれる．

逸脱（いつだつ） (deviation)

本筋や決められた枠から外れること．HACCPでは重要管理点を設定（原則2）し，その管理基準の許容限界を確立（原則3)，モニタリング方法を確立（原則4）したあとに，許容限界から外れた場合のことを示す．逸脱した場合はあらかじめ設定した是正措置（原則5）をとらなければならない．

→ハサップ

一般生菌数（いっぱんせいきんすう） (standard plate count)

標準寒天培地による混釈培養法などで測定する「生きている菌の数」という意味である．一般生菌数というのは通俗名であるが，法的用語である生菌数と区別なく使われることも多い．いずれも，原材料の汚染状況，製造工程での交差汚染の有無，殺菌の効果などを，総合的に評価する衛生指標細菌として汎用されている．ただし，一般生菌数の測定条件（35℃の恒温槽で48時間培養）では，低温性細菌，高温性細菌，偏性嫌気性細菌，好塩性細菌などは検出できない．一般生菌数の多い食品は腐敗し易い傾向にあるが，安全性とは必ずしも関係しない．たとえば，カット野菜のような非加熱食品では，正常品でも10万/g程度の一般生菌数が検出される．

→衛生指標菌，混釈培養法，生菌数

易熱性（いねつせい）エンテロトキシン (heat-labile enterotoxin)

エンテロトキシンは細菌が産生するタンパク質毒素のうち，腸管に作用する毒素の総称である．その中で易熱性（熱に弱い）のものである．腸管毒素原性大腸菌（ETEC），ウエルシュ菌，セレウス菌などが産生する．ETECの産生する易熱性毒素は60℃，10分間の加熱で失活する．

インキュベーター (incubator)

試料の温度を一定に保持するための保温庫．微生物や動植物細胞の培養および酵素反応などの実験に使用される．微生物の培養には気相式のものが一般的で，動物細胞などの培養にはCO_2インキュベーターが用いられる．厳密な温度管理を要する場合には恒温水槽が用いられる．

インターナルコントロール (internal control : IC)

PCR反応の中に組み込む既知配列の人工遺伝子断片．食品微生物学分野においてPCR反応によって食品から特定の微生物の検出を行おうとする場合，食品中に含まれるPCR反応の阻害物質の影響を考慮する必要がある．PCR反応が陰性となった場合，標的とする微生物が存在していなかったのか，あるいは食品中に含まれるPCR反応阻害物質の影響により陽性反応にならなかったのかについての区別が困難となる．そこで，このような区別を明確にするために，インターナルコントロールを用いる．インターナルコントロールの増幅が行われていれば，少なくとも食品中のPCR反応阻害物質がPCR反応を阻害していないと判定することができる．

→ PCR法

IMViC（インビック）テスト (IMViC test)

インドール産生能（I），メチルレッド反応（M），Voges-Proskauer反応（V），クエン酸塩利用能（C）の英語の頭文字を並べた用語で，インビックテストと読む．これら4種類の生化学的性状の組み合わせにより，大腸菌群の種類を簡易的に鑑別する方法で

ある．　→大腸菌試験法，VP 試験，メチルレッド試験

ウイルス (virus)

細胞性生物と異なる分子構成と増殖パターンを有する非細胞性生物の一群．自己増殖せず，動植物細胞および微生物を宿主として増殖する．大きさは 20 ～ 300 nm のものが多い．核酸（ゲノム）とタンパク質（キャプシド）から成る．宿主特異性がある．感染する宿主の種類により，動物ウイルス，植物ウイルスとよばれる．とくに微生物に感染するウイルスはファージとよばれ，細菌に感染するファージはバクテリオファージとよばれる．ウイルスのゲノムは 1 本鎖ないし 2 本鎖の DNA または RNA である．

ウイルス性食中毒（せいしょくちゅうどく） (viral foodborne disease)

下痢症や肝炎の原因となるウイルスを食品とともに摂取して発生する病気の総称．ウイルス性食中毒のほとんどは，下痢・おう吐を起こすノロウイルスを原因として冬場に多く発生する．同様の下痢症ウイルスとして，サポウイルス，アストロウイルス，ロタウイルスなどもある．食中毒の原因となりやすい食品は，ウイルスが濃縮されるカキのような二枚貝である．最近では，下痢症ウイルスに感染したヒトの手指を介して，糞便やおう吐物で汚染した食品を原因として発生することが多い．A 型肝炎ウイルス食中毒は，貝類，生野菜類などを原因食として発生する．野生動物の肉による E 型肝炎ウイルス食中毒もある．ウイルスは食品中では増殖できないので，食品の低温保存はウイルス性食中毒の予防には効果がない．

→ A 型肝炎ウイルス，サポウイルス，ノロウイルス

ウエルシュ菌（きん） (*Clostridium perfringens*)

嫌気性の胞子形成菌で，生体内毒素型食中毒菌．人や動物の腸管内や土壌，下水などに広く生息する．本菌の胞子は 100℃，1 ～ 6 時間加熱しても死滅しない．胞子は食肉や泥がついた野菜に付着しており，カレーや肉じゃがなどの大きな鍋を用いた煮込み料理で本菌による食中毒は発生する．大量に増殖した本菌の栄養細胞を食品とともに摂取し，本菌が腸内で胞子となるときに毒素（易熱性エンテロトキシン）を産生することで発症するため，生体内毒素型といわれる．潜伏期間は 6 ～ 18 時間（平均 10 時間）で症状は下痢と腹痛である．予防法は清潔な調理を心がけ，調理後，速やかに食べる．食品中での菌の増殖を阻止するため，加熱調理食品の冷却は速やかに行う．食品を保存する場合は 10℃以下か 55℃以上を保つ．

食品を再加熱する場合は，十分に加熱して増殖している栄養細胞を殺菌し早めに摂食する．　→易熱性エンテロトキシン

運動性（うんどうせい）　(motility)

生物がある場所から他の場所に自発的に移動する能力．一般にべん毛を有する細菌は運動性を有するとみなす．べん毛を回転させて推進力を得て移動する．細菌の分類において重要な形質．ある種の細菌は湿った平板培地表面を匍匐（ほふく）運動する．これは gliding（滑走性）といわれ，運動性とは区別される．

エアサンプラー　(air sampler)

微生物汚染の原因となる空中浮遊菌測定のため，吸引ポンプを用いて一定容量の空気中の微生物をフィルターあるいは培地に捕集する装置で，ハンディタイプと据置き型がある．これを用いる方法は受動的な落下菌測定法に対して，能動的エアモニタリングとよばれる．　→落下菌

衛生規範（えいせいきはん）　(hygienic practice)

原材料の受入れから製品の販売に至る各工程での，微生物の制御を中心とした，食品や食材の衛生的な取り扱いなどの指針．厚生労働省は，「弁当及びそうざいの衛生規範」や「洋生菓子の衛生規範」など，5 種類の衛生規範を通知した．食品や食材の微生物学的な特性に応じて，一般生菌数，大腸菌群，E. coli，黄色ブドウ球菌，セレウス菌，腸炎ビブリオなどに対する規範が設けられている．規格や基準とは異なり，衛生規範には罰則規定はない．　→規格と基準

衛生指標菌（えいせいしひょうきん）　(hygienic indicator bacteria)

食品の製造工程や輸送・保存時の衛生管理の適否を，客観的に評価するための一群の細菌のこと．汚染指標菌ともいう．食品の特性に応じて，各種の衛生指標細菌に対する種々の規格や基準が定められている．このような衛生指標細菌には，生菌数，腸内細菌科菌群，大腸菌群，E. coli（糞便系大腸菌群），腸炎ビブリオ，黄色ブドウ球菌，クロストリジウム属菌，腸球菌，緑膿菌，芽胞数がある．食品以外にも，製造環境の衛生状態を調べる目的で，調理器具，手指，製造施設などを対象とした衛生指標細菌検査が行われている．食品の腐敗・変敗の指標として，高温細菌（50℃以上で増殖可能），低温細菌（0℃付近でも増殖可能），真菌（カビ・酵母）なども調べられる．　→大腸菌群，腸内細菌科菌群

衛生標準作業手順(sanitation standard operation procedure：SSOP)

食品製造に関する衛生管理に関する手順で，「いつ，どこで，だれが，何を，どのようにするかなど」のことである．これを文書にしたものが衛生標準作業手順書（SSOP）で，通常このSSOPのことを示す．「施設・設備の衛生管理マニュアル（就業後清掃・始業前点検プログラムなど）」，「給水・給湯の管理マニュアル」，「排水処理マニュアル」，「廃棄物処理マニュアル」，「そ族・昆虫防除マニュアル」，「食品製造作業マニュアル」，「従事者の衛生教育・衛生管理」などもSSOPである．HACCPでは前提条件プログラムで多く用いられている．　→前提条件プログラム，ハサップ

H抗原 (H antigen)

細菌が細胞の表面にもっているべん毛のことを指し，とくに，菌体を動物に接種した際にべん毛に対する抗体がつくられるとき，抗原となるべん毛成分をH抗原とよぶ．べん毛はタンパク質でできており，動物体内にべん毛をもつ微生物が侵入すると，べん毛に対する特異性の高い抗体がつくられる．H抗原に対する抗体は当該菌と混合すると目視可能な凝集を示すため，この凝集反応によって細菌を細かく分類する際に使われる．H抗原による細菌分類は，食中毒菌の鑑別において重要な役割を果たす．　→血清型，べん毛

栄養細胞 (vegetative cell)

微生物の通常の状態の細胞のこと．栄養細胞の状態を維持することにより，細胞内で代謝が行われ，生命活動に必要な化合物の合成などが行われる．一方，微生物はその種類によっては栄養細胞の状態から胞子（芽胞）の状態に移行する場合があり，栄養源飢餓や温度の変動などのストレスを引き金にして起こる場合が多い．→胞子

A型肝炎ウイルス (hepatitis A virus)

ピコルナウイルス科に属するウイルスで，経口感染により主に急性肝炎を発症する．開発途上国に常在している．HAVと略す．先進国では衛生環境が良くなりA型肝炎は減少している．わが国では主に開発途上国への旅行者の感染事例が多く「輸入感染症」が多い．また，HAV汚染輸入食材（二枚貝）の喫食による国内発症例がある．潜伏期間は2～6週間，38℃以上の高熱後数日を経て，全身倦怠感，食欲不振，悪心，おう吐，右季肋部痛などが現れ，その後褐色尿，黄疸が現れる．治癒後に終生免疫が成立する．成人例では腎不全を伴うことがある．成人が感染した場合，不顕性感染で終

わることは少なく，重症化することがある．HAV ワクチンがある．

ATP (adenosine triphosphate : ATP)

アデノシン三リン酸の略で，アデノシン（リボース＋アデニン）のリボースの部分に 3 分子のリン酸が結合している化合物のことを指す．3 分子のリン酸のうち 2 個のリン酸は高エネルギーリン酸結合である．ATP は生体内に広く分布し，リン酸 1 分子が離れたり結合したりすることで，エネルギーの放出・貯蔵を行っている．物質の代謝・合成において欠かせない化合物である．生物体内の存在量や物質代謝における役割などから「生体のエネルギー通貨」と形容されている．

ATP 拭き取り検査 (ATP swab test)

生きている細胞に存在するアデノシン三リン酸（ATP）をルシフェラーゼ（発光酵素）で発光させ，テスターで読み取り，「生きている細菌の数」を推定する方法．ただし，ATP は食品残渣などの有機物にも存在するので，発光強度と細菌の数は必ずしも一致しない．ATP 拭き取り法の有用性は，細菌を含む汚染度の数値を即時に得られることである．製造現場では，食品の製造・加工・調理環境の清浄度を調べる目的で活用されている．→ ATP，拭き取り法

液体培地 (liquid medium)

水溶液状の培地．ブロス，ブイヨンともよばれる．試験管やフラスコに入れて使用する．

液胞 (vacuole)

植物や真菌の細胞において発達している胞状の細胞小器官．細胞内浸透圧の調整やイオン強度の調整，アミノ酸などの重要物質の貯蔵場所として働いている．また，さまざまな分解酵素を含んでおり，細胞内の不要物質の分解が行われる． →細胞小器官

エシェリキア アルベルティ (*Escherichia albertii*)

ヒトに下痢などの消化器症状を引き起こすことがある細菌で，2003 年に承認された菌種であるため，詳細はよくわかっていない．今までヒト，野鳥（ハトなど），ネコ，ブタ，鶏肉，アヒル肉，マトンなどからの分離例もある．ベロ毒素遺伝子の保有も散見される．2016 年には陸上自衛隊演習場において訓練生，2017 年には自治体が主催した冒険活動教室参加者による集団感染事例も発生して

いる.

SIM 培地（ばいち） (SIM (sulfide indole motility) medium)

SIM（硫化水素，インドール産生能，運動性，IPA（indole pyruvic acid）産生）を試験できる多目的確認培地．半流動の高層培地で使用する．インドール試験は，エールリッヒ試薬かコバック試薬を用いる．陽性は試薬が赤変し陰性は変化しない．IMViC テストのインドール産生能に用いる．

→ IMViC テスト，運動性，大腸菌試験法

SNP 解析（かいせき） (single nucleotide polymorphism analysis)

極めて近縁な二つの生物の個体を比較する際に用いられる方法．遺伝子配列のうち，わずか1塩基の違いに着目する．1塩基多型とよぶ．人間において医学分野で広く用いられる．食品微生物学分野においても，極めて近縁な菌株同士の比較に用いられる．とくに，近年の次世代 DNA シークエンサーによって微生物の全ゲノム配列の解析が米国の FDA などで活発に行われるようになり，極めて近縁な株同士の比較に広く用いられている．

S 層（そう） (S - layer)

細菌の細胞全体を覆う密なタンパク質（もしくは糖タンパク質）の層で，数 nm から数十 nm の厚さをもつ．細菌の種や株によってもつ場合ともたない場合がある．細胞を保護する防壁として働いたり，細胞形態の維持，細胞内部への物質の出入りの調節，接着や外界との相互作用などに関係すると考えられている．

エダケカビ (*Thamnidium*)

接合菌エダケカビ属（*Thamnidium* 属）．寒天培地上で多核体の菌糸から胞子のう柄を真上にのばし，胞子のう柄から小胞子のう柄が枝分かれするのが特徴である．低温でよく増殖する．ヨーロッパでは牛肉に摂取して低温で熟成させることもある．

エタノール (ethanol)

化学式 C_2H_5OH．食品原料としても食品添加物としても扱われるアルコール（一般飲食物添加物）．醸造アルコールは酒類，食酢，みりんなどの調味料，その他の食品原料に使用される．一方，溶剤，柿の渋抜き，食品用の殺菌剤，保存料などの添加物としても使用される．殺菌剤としては 60 ～ 90%，静菌剤としては 2 ～ 3%で

使用される.

エチジウムブロマイド (ethidium bromide)

DNAの染色剤. PCR反応を行った増幅産物を検出するためには, 増幅産物を電気泳動にかける必要がある. しかしPCR産物であるDNAは目視で確認することはできないので, 染色する必要がある. エチジウムブロマイドは, DNAの2本鎖の間に入り込む（このような性質をもつ物質をインターカレーターとよぶ）ため変異原性があるため実験を行う際には, 人体に触れないようにするなど, 細心の注意が必要となる.

X線殺菌（せんさっきん） (X-ray pasteurization)

X線はγ線とともに放射線のなかの電磁放射線に分類され, 原子の周りにある電子のエネルギーに由来する特性X線と, α線や電子線などの流れの向きや速さが変化するときに発生する制動X線がある. 電子加速装置を用いて発生させ, 主に食品表面に照射することにより食品の保存性を向上させる. 透過力にも優れるが, エネルギー効率などの問題があり実用化には至っていない.

NADH (nicotinamide adenine dinucleotide : NADH)

ニコチンアミドアデニンジヌクレオチドとよばれる生物の代謝系における重要物質. 主に解糖系, TCA回路（クエン酸回路）で生成される. 生じたNADHは還元力をもっており, 酵母やカビなどの真菌ではミトコンドリアにおいて, 細菌では細胞膜において, 電子伝達系にて電子を供与する役割を担う. このときに起こる一連の反応によりATPが合成される. NADH自身は酸化型（NAD^+）となり, 再び解糖系やクエン酸回路で還元型のNADHになって循環する. また, NADHは電子伝達系以外でもさまざまな種類の脱水素酵素の補酵素として働き, 生体内の重要反応を助けている.

→ TCA回路, 補酵素

F_0値（ち） (F_0 value)

食品を121.1℃（250°F）で加熱するときに, z=10℃としたときのF値をF_0値とよぶ. 缶詰やレトルト食品において、ボツリヌス菌胞子を対象とする加熱殺菌効果を表わす際にしばしば用いられる。

→ F値

F 値　(F value)

F 値は大きく二つの意味で使用されている．微生物の熱死滅時間を表わす Fd 値，および食品が加熱された時間を表わす Fp 値とに区別すると，Fd 値は微生物の耐熱性に基づいた熱死滅時間についてのものであり，一定温度において一定数の微生物を死滅させるために必要な加熱時間（分または秒）をいう．Fp 値は食品が加熱された時間に関するものであり，基準温度 T において加熱された時間の総和をいう．Fp 値は一般的に殺菌値（sterilizing value）ともよばれる．

F 値管理　(F value management)

殺菌効果が同じになるように加熱殺菌条件（温度および時間）を変えることであり，F_0 管理ともよばれる．例えば，缶詰食品の殺菌条件を 120℃，20 分から 10 分に変更するときに，殺菌効果を等価にするためには加熱温度を 123℃に設定（z=10℃）すれば F 値管理が可能となる．

エマルジョン PCR　(emulsion PCR)

2000 年代以降に登場した次世代 DNA シークエンサーの原理の根幹をなす技術として登場した PCR 法のこと．従来のサンガー法と根本的に違う点は，1 つの細菌の全ゲノムを制限酵素で切断し，切断された全遺伝子断片を 1 つの反応液中で PCR 増幅を行ってしまう点である．なぜこのようなことが可能になるかというと，反応液の中に油と水の微細なエマルジョンを生成させ，油の中にできた微細な水滴の一つひとつの中で PCR 反応行うからである．このような工夫により従来の PCR であれば何万本の反応液が必要だったものが，たった 1 つの反応チューブで可能となった．

→次世代シークエンサー

MLST 解析　(multilocus sequence typing analysis)

原則として 7 遺伝子について 300 塩基程度の配列を読み，その配列に基づいて細菌をタイピング（分類）する手法．細菌の株の識別を遺伝子配列で行おうとする場合，従来はパルスフィールド電気泳動が広く用いられてきた．しかしパルスフィールド電気泳動の欠点は，DNA の断片の大きさを目視による判別で行う点である．断片が明確に目視で判別できない場合や，わずかな塩基数の違いによる断片サイズの違いにより実験者の個人的な技量の差を反映してしまう可能性がある．このような欠点を補うために，2000 年代に登場したのがMLSTである．塩基配列に基づいているので，実験者による結果のばらつきは生じない．またインターネットなどを通じてのデータの互換性に優れている．

MLVA 解析(multiple-locus variable-number tandem-repeat analysis)

細菌のゲノムがもつ繰り返し配列に注目して，菌株の判別を行おうとする方法．MLSTの項でも説明しているように，細菌の菌株の遺伝子型判別としてのパルスフィールド電気泳動は，操作の煩雑性やデータの客観性などにおいて欠点をもつ．そこで，数か所の繰り返し配列領域における繰り返し回数をカウントし，菌株のタイピング（分類）を行う．MLSTより解像度が高いが，すべての細菌で繰り返し配列があるわけではないので，MLSTほどには広く普及していない．

エムデンマイヤーホフ経路　(Embden-Meyerhof pathway)

生物にとって最も重要な中央代謝系を構成する経路．解糖系とよばれるいくつかの経路の中で最も主要なもの．1分子のブドウ糖を分解してその過程で2分子のATPと2分子のNADHをつくりだし，2分子のピルビン酸を生成する．ピルビン酸は発酵や呼吸といった重要な代謝の基盤となる中間物質であり，酸素の存在する好気条件では，好気呼吸が可能な生物ではピルビン酸はTCA回路に入って好気呼吸につながり，逆に無酸素状態では乳酸発酵やエタノール発酵などの発酵過程につながる．微生物から高等生物まで普遍的に存在する代謝系であり，エネルギーの通貨物質であるATPをつくりだすための最も基本的な経路となっている．

→代謝経路，TCA回路

LL 牛乳　→　ロングライフ牛乳

エルシニア エンテロコリチカ　(*Yersinia enterocolitica*)

感染型食中毒菌．ブタ，イヌ，ネコなどの腸管や自然環境中に生息している．動物の糞などによって汚染された食肉（とくにブタ肉），飲料水などの喫食が食中毒の原因となる．本菌は冷蔵庫内の食品中でも増殖する．潜伏期間は半日～6日間で，腹痛（とくに右下腹部痛，虫垂炎様），発熱，下痢症状を示す．

LB 培地　→　乳糖ブイヨン培地

エロモナス (*Aeromonas*)

河川や湖沼などの環境水に生息する菌で，環境水やその土壌，魚介類に広く分布している．***A. hydrophila*** と ***A. sobria*** は感染性胃腸炎の原因となる．本菌による食中毒は通常は軽度の軟便，水様性下痢，腹痛を主徴として数日間で回復する．発熱は軽度である．まれに，コレラ様の激しい水様性下痢や，血便・発熱を伴う赤痢様の症状を呈することもある．

遠赤外線殺菌（えんせきがいせんさっきん） (far infra-red pasteurization)

遠赤外線は波長が 5 ～ 6 μm から 1,000 μm までの間の電磁波であり，これを用いて加熱殺菌を行う方法．パン，ケーキ，かまぼこ，ちくわなどの焼き上げ，野菜，魚などの乾燥，水分乾燥を主なプロセスとした食品に使用されているが，コスト的な問題もあり食品の殺菌のみの目的では使用されていない．

エンテロトキシン (enterotoxin)

黄色ブドウ球菌が産生する食品内毒素型食中毒の原因となる毒素に対して初めて使用された名称．実際にはおう吐毒であるが，腸管毒（下痢毒）を意味するエンテロトキシンと名付けられた．物理化学的に非常に安定で，100℃の加熱処理によっても壊れない．加熱調理食品では，調理前に増殖した黄色ブドウ球菌は死滅しても，産生されたエンテロトキシンが残存して食中毒を起こす．本来の意味の腸管毒として，ウエルシュ菌やコレラ菌エンテロトキシンなどもある．　→毒素型食中毒，生菌数，スタフィロコッカス

エントナー - ドゥドルフ経路（けいろ） (Entner–Doudoroff pathway)

好気性の真正細菌や古細菌によくみられるエネルギー獲得のための代謝経路で，解糖系の一種．1 分子のブドウ糖から 1 分子の ATP と 2 分子の NADH（あるいは NADPH を含む）を生産する．
→代謝経路，TCA 回路

エンベロープ (envelope)

ウイルス粒子が最も外側にもつ脂質二重層やタンパク質でできた膜のこと．ウイルスが，感染した細胞を溶かして中から出てくる際に，宿主細胞の細胞膜をまとって出てきた構造で，その上にはウイルス自身のタンパク質が配置されている．　→ウイルス

黄色ブドウ球菌試験法　(enumeration of *Staphylococcus aureus*)

ストマッカー袋に 25 g の試料を量り取り，これに緩衝ペプトン水 225 mL を加える．ストマッカーで 1 分間処理して試料液を調製する．黄色ブドウ球菌の分離培地として，卵黄加マンニット食塩寒天培地あるいはベアード・パーカー寒天培地が公定法で指定されている．培地の表面に試料液 0.1 mL を滴下し，コンラージ棒（ドイツ人研究者の名前に由来）で全面に塗り広げてから，35℃で 2 日間倒置して培養する．卵黄加マンニット食塩寒天培地上の黄色ブドウ球菌コロニーは，黄色で周辺部が卵黄反応により白濁・真珠様光沢を示す．ベアード・パーカー寒天培地では，透明帯のある黒色コロニーを形成する．黄色ブドウ球菌を疑えるコロニーは，普通寒天培地で純培養後に，コアグラーゼ陽性であることを確認する．

→緩衝ペプトン水，コアグラーゼ試験，卵黄反応

黄変米毒　(yellow rice toxin)

Penicillium 属が産生するカビ毒の総称．第二次世界大戦後すぐの輸入米から変質米（黄変米）が発見され，*P. islandicum* は肝毒性のあるルテオスカイリンおよびシクロクロロチンを，*P. citrinum* は腎毒性のあるシトリニンを，*P. citreonigrum* は衝心脚気の原因と疑われている神経毒シトリオビリジンを産生する．

ORF　(open reading frame)

タンパク質に翻訳可能な DNA の読み取り枠のこと．DNA 配列の中には，タンパク質への翻訳が不可能な配列も存在する．その中にあって，ゲノムの中における機能性を有する遺伝子領域の部分のことを指す．

OF 培地　(OF medium)

O は oxidation（酸化）で, F は fermentation（発酵）の意味である．空気のある状態（酸化）と，ない状態（発酵：流動パラフィンを重層）で，ブドウ糖の分解性を調べることができる．腸内細菌科菌群は酸化的および発酵的に，シュードモナスは酸化的にのみブドウ糖を分解できる．

→腸内細菌科菌群試験法

O 抗原　(O antigen)

グラム陰性細菌が外膜の外側に突き出している糖鎖構造のことで, リポ多糖（LPS）の部分に相当する．動物が LPS をもつ細菌を体内に取り込んだ際に，べん毛（H 抗原）が無い場合はこの部分に

対する抗体がつくられ，O 抗原として扱われる．O 抗原（O 側鎖多糖，O 抗原糖鎖）は菌株ごとに構造が異なるため，さまざまな O 抗原に対する抗体を含む血清を保存しておいて菌体と反応させて，抗原抗体反応による凝集が起こるか否かを調べることによって細菌を株レベルで分類，鑑別することができる．　→血清型，リポ多糖

オキシダーゼ試験（しけん） (oxidase test)

細菌の大まかな種類を知るための基本的な試験法の一つ．精製水で湿らせた試験用ろ紙に，糖を含まない培地上に発育した細菌を，プラスチックエーゼで塗布する．陽性細菌は 1 分以内に紫色に変色するが，陰性細菌は変化しない．　→腸内細菌科菌群試験法

オクラトキシン (Ochratoxin)

熱帯地方では *Aspergillus* 属および温帯地方では *Penicillium* 属の一部のカビが産生するカビ毒で，穀類やワイン，ビール，カカオなどの嗜好品を主に汚染する．毒性は肝臓や腎臓が標的器官で，遺伝毒性ではないが発がん性は動物実験で報告されている．JECFA でリスク評価が行われており，暫定最大耐容一週間摂取量（PMTWI）は，0.1 μg/kg 体重が設定されている．日本でのリスク評価では，非発がん毒性に関する耐容摂取量を 16 ng/kg 体重 / 日，発がん性に関する耐容摂取量を 15 ng/kg 体重 / 日と設定されている．

汚染指標菌（おせんしひょうきん）　→　衛生指標菌

オゾン水殺菌（すいさっきん） (germicide by ozone)

オゾン水により食品を殺菌すること．オゾン水は，酸素ガスを用いてオゾン発生器によりオゾンを発生させ，これを水槽中の水にバブリングして溶解させることで得られる．オゾンは既存添加物であり，食品への適用としてはカット野菜，果実，生鮮水産物および農産加工食品などで実用化されている．大腸菌，シュードモナス，黄色ブドウ球菌，カビ・酵母などの衛生微生物に対する殺菌効果が強いが，細菌胞子では抵抗性が強い．オゾンは残留性がなく，比較的短時間で酸素分子に戻る．殺菌原理は酵素タンパクなどの酸化分解による機能阻害と考えられている．

科（か） (family)

生物の階層的分類体系における目（order）と属（genus）の間の階級．科名は，属名を語幹とし，接尾語 -aceae を付けてつくられ

る．*Vibrio*（属）→ *Vibrionaceae*（科）．原核生物の分類においては科が典型的な最上位レベルである．

加圧殺菌（かあつさっきん） (pressure processing)

食品に 100 MPa 以上の静水圧をかけて殺菌を行うこと．加圧処理により多くの微生物は死滅し，処理時間にもよるが一般的に 300 〜 400 MPa で多くの細菌（栄養細胞）およびカビ・酵母は死滅し，ウイルスではもっと低い圧力で死滅する．細菌胞子ではより強い加圧が必要となる．殺菌メカニズムは，加圧によるタンパク質の変性，酵素失活および細胞膜損傷であると考えられている．果実ジャムや果汁飲料などで実用化されており，加熱処理品に比べ自然な色調や風味が残るのが特徴である．

貝殻焼成カルシウム（かいがらしょうせい） (calcinated shell calcium)

貝殻（主成分は炭酸カルシウム）を 800℃以上で焼成して酸化カルシウムにしたもの．カルシウム強化剤．主成分は酸化カルシウムであるが，その他に貝殻の中や表面に付着する成分が混在する．アルカリ性を示し，抗菌作用を示す．

外膜（がいまく） (outer membrane)

グラム陰性細菌が細胞表面にもつ 2 枚の脂質でできた膜のうち外側のもの．外膜はリポ多糖（LPS）とつながっており，外膜中に埋め込まれたリピド A (lipid A) とよばれる脂質から LPS のコア糖鎖が伸びており，これがさらに O 抗原糖鎖につながっている．外膜の内側にはペリプラズムとよばれる空隙があり，ここに薄い細胞壁構造（ペプチドグリカン）がある．外膜には透過選択性の低い穴（ポーリン）が開いており，ある程度の分子量以下のものは通り抜けることができる．外膜は内膜（細胞質膜）にさまざまな物質が到達する前の障壁になるため，細胞外から受けるさまざまな攻撃（抗生物質や物理的ストレスなど）から細胞を守る役割を負っている．

→グラム陰性菌

海洋細菌（かいようさいきん） (marine bacterium)

一般的に海水を起源とし，増殖に塩分を必要とする細菌群を指す．多くはグラム陰性，低温性，増殖に NaCl（および海水成分）を要求する従属栄養細菌であるが，海洋性の硝化細菌や光合成細菌などの独立栄養細菌も海洋細菌に含まれる．

火炎滅菌（かえんめっきん） (flame sterilization)

火炎の中で微生物を死滅させる方法．主として白金線や白金耳，ピンセット，ナイフなどを，ガスバーナーやアルコールランプなどの火炎中で滅菌する．火炎の周囲は無菌環境であることから，クリーンベンチなどを使用しない場合，火炎周辺で無菌操作を行うこともある．

核（かく） (cell nucleus)

ゲノム DNA（染色体 DNA）を格納する細胞小器官で，酵母やカビといった真菌に存在し，原核生物である真正細菌や古細菌には存在しない．核の中には密に折りたたまれた状態でゲノム DNA が存在しており，RNA ポリメラーゼの働きによりゲノム DNA 上の遺伝情報が写し取られて RNA が合成される転写が起こる．できた RNA は核外へと運び出されて，その後タンパク質の合成（翻訳）などに使用される．核には核膜孔とよばれる穴が開いており，外との連絡が行われている．

→細胞小器官

画線（かくせん） (streak)

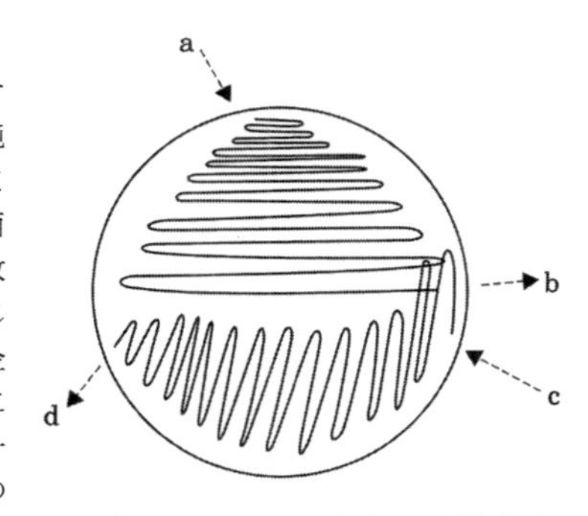

複数種類の微生物を含んだ試料から単一株を純粋分離するための方法．まず平板の半分に試料（細菌の培養など．試料中の菌数が多いときにはあらかじめ希釈して用いる）を白金耳で図の a → b のように塗抹する．次に白金耳を一度焼いて，再びこの画線の一部を引っかけて，平板の残りの部分に c → d のように画線する．培養後に現れた独立したコロニーから釣菌して新しい培地に接種すると純粋分離ができる．画線の仕方はこのほかにもいろいろある．

核菌類（かくきんるい） (*Pyrenomycetes*)

子のう菌のうち菌糸組織がフラスコ形となり先端の開口部から胞子を分散する子のう殻を形成する種類をいう．アカパンカビ，冬虫夏草などがある．

学名（がくめい） (scientific name)

生物の分類群に与えられる世界共通の名前．ラテン語またはラテン語化された言葉が使われる．学名は属名とそれを修飾する種形容語の 2 語で構成される二命名法で表記される．属名および種名はイタリック体で印刷される．属より上位の階級である科から目までの学名は，属名に階級を示す語尾を付けたものである（例：科名→ *-aceae*）．また，属より高次の階級においては，その名は単名法であり，最初の文字を大文字で記載する．細菌の学名は国際細菌命名規約に則り命名される．

核様体（かくようたい） (nucleoid)

原核生物のゲノム DNA（染色体 DNA）のこと．真正細菌や古細菌は細胞小器官が無いため，ゲノム DNA（染色体 DNA）を格納する核が存在しない．このような原核細胞においてはゲノム DNA がある程度まとまった形で細胞質内に存在しており，核様体とよばれている．
→ゲノム，原核生物

過酸化水素（かさんかすいそ） (hydrogen peroxide)

化学式 H_2O_2．漂白・殺菌料として使用される．最終食品の完成前に分解，除去しなければならない．無色透明な液体で，水に溶解する．有機物に接触して分解し，光，熱によっても分解が促進され，分解によって酸素を発生する．

ガス殺菌（ガスさっきん） (gas sterilization)

殺菌剤をガスまたはエアロゾルの状態で使用し，器具，製造設備，製造環境などを冷殺菌する方法．主なガス殺菌剤には，ホルムアルデヒド，エチレンオキシド（EO ガス），プロピレンオキシドなどがある．EO ガスはほとんどの細菌（胞子），真菌およびウイルスに効果があり，殺菌メカニズムは核酸およびその関連物質の損傷である．しかし，食品の殺菌には毒性の問題からほとんど使用されていない．

ガス置換包装（ガスちかんほうそう） (modified atmosphere packaging)

化学的，微生物学的品質を向上させるために食品容器・包装内気を，窒素，二酸化炭素，酸素，またはこれらの混合ガスなどで置換した包装．窒素ガスは体積比で空気中の 78%を占める無毒の不活性ガスで，酸化，腐敗・変敗，虫害などを防止するために用いられる．二酸化炭素は微生物の増殖抑制能があるため，微生物学的シェルフライフの延長を目的とする場合に用いられる．酸素は除去されることが多いが，食肉などでは肉色の保持のため，酸素分圧を上げて包装されることがある．　→真空包装

褐変（かっぺん） (browning)

食品の調理，加工または貯蔵中に黄色ないしは褐色に着色すること．酵素的褐変と非酵素的褐変に分けられ，前者にはチロシナーゼやアスコルビン酸酸化酵素によるもの，後者にはメイラード反応やカラメル反応，脂質の酸化・重合による着色などがある．

→酸化防止剤

加熱致死時間曲線（かねつちしじかんきょくせん） (thermal death time curve)

加熱温度 T を横軸に，log D（D 値の常用対数値）を縦軸にとりデータをプロットし，最小二乗法により両者の関係を求めると，$\log D = a + b \times T$（a, b：定数）が得られる．この回帰式を加熱致死時間曲線（TDT 曲線）とよぶ．

カビ（黴）（かび） (fungus［複：fungi］, mold)

真菌類のうち，菌糸体を形成するものを俗称でカビとよぶ．糸状の菌糸を伸ばして成長するものであることから糸状菌ともよばれる．環境によってカビの形態をとるキノコ（子実体）も存在するため，分類には使われない．

カビ臭（しゅう） (moldy)

カビ臭の原因物質として放線菌や，藍藻類であるアナベナ属やフォルミジウム属の代謝産物ジェオスミンや 2-メチルイソボルチネール（2-MIB）などがある．これらの物質は極微量（0.01 µg/L）でも嗅覚で感知される．しかしその除去は難しく，浄化処理方法では十分ではないため，活性炭吸着やオゾン処理などの高度処理を用いる必要がある．

カビ毒（どく） (mycotoxin)

真菌が産生する二次代謝物であり，ヒトや動物に健康被害を引き起こすものをいう．マイコトキシンあるいは真菌毒ともよばれる．カビ毒は温度，湿度により産生量が変わるため，気候変動により影響を受ける．カビ毒産生菌は土壌由来のものがほとんどであることから，その防除には限界があり，完全に防ぐことはできない．カビ毒を摂取することで起こる健康被害をマイコトキシコーシスとい

う．急性中毒としてはアフラトキシン摂取で起こるアフラトキシコーシスが代表的である．カビ毒は急性毒性だけではなく少量を長期的に摂取することで慢性毒性も起こすこと，世界中で汚染があること，調理過程で減毒が困難であることから食品衛生上重要な危害物質となっている．

カビ毒の国際基準　(international standard for mycotoxins)

コーデックス規格の一つとして設定されている．コーデックス委員会は，国民の生命・身体の安全や健康の保護と自由な貿易の推進という二つの目的のため，科学的見地から行われたリスク評価の結果に基づき，基準値を策定する．WTO 加盟国は遵守しなければならない．カビ毒では，リスク評価は FAO/WHO JECFA（FAO/WHO 合同食品添加物専門家会合）で行われる．その結果を食品汚染物質部会（CCCF）で検討し，総会に諮り最終決定とする．2017 年現在コーデックス規格が設定されているのは，総アフラトキシン（落花生 / 木の実），アフラトキシン M_1，パツリン，オクラトキシン A，フモニシン，デオキシニバレノールである．

カビの胞子　→　分生子

カプシド　→　キャプシド

芽胞　→　胞子

簡易法　(simple method)

食品微生物検査の公定法は結果を得るまでに時間がかかり，手法も煩雑であることが多い．衛生指標細菌や食中毒細菌を簡易迅速に検出可能な方法を簡易法とよんでいる．それに使用する優れた機器や培地などが数多く販売されている．日本では公定法の代わりに簡易法を使用できないが，自主検査では，公定法に固執する必要はない．検査をより効率化できる簡易法を，目的や用途に応じて，積極的に導入すればよい．諸外国では，自国の公定法と同等と認められた簡易法が，公的検査に活用されている．　→公定法，スタンプ法

環境検査　(environment test)

食品の製造・加工・調理を行う環境，使用する器具や容器，従事者の手指などを対象とした検査．食品製造環境の細菌汚染状況を把握すれば，環境から食品への二次汚染の原因箇所を特定し改善できる．従来からの環境検査の主流は，拭き取り法による微生物検査である．近年開発された ATP 拭き取り検査は，微生物以外の有機物

など，生物学的物質のすべてが測定対象となる．製造現場の清浄度を確認する場合には，簡易迅速で非常に有用な方法である．

→ ATP 拭き取り検査，拭き取り法

桿菌　(bacillus［複：bacilli］，rod)

棒状または円筒形の細菌の総称．球菌，らせん菌と同じく微生物を形態によって分類するときに用いられる慣用的な語句である．英語において bacillus（小文字表記）は桿菌全体を指し，*Bacillus*（最初の文字が大文字で斜体表記）は特定の細菌の属（*Bacillus* 属）を指す．

緩衝ペプトン水　(buffered peptone water)

BPW（buffered pepton water）培地ともよばれる．ペプトン 10 g，塩化ナトリウム 5 g，リン酸ナトリウム 3.5 g，リン酸一カリウム 1.5 g　精製水 1,000 mL，pH 7.0 ± 0.2．食品中の細菌は，加熱，凍結などにより損傷や休眠状態にあり増殖力が弱まっているため，直接選択培地で培養すると増殖できない場合があることから，選択剤の入っていない培地で試料中の細菌を回復させてから増菌培養を行う．食肉製品のサルモネラ試験法では，前増菌培地として用いる．

→サルモネラ属菌

感染型食中毒

(foodborne infectious diseases/infectious food poisoning)

食品を汚染した細菌が食品とともに摂取され，腸管内で再び増殖し，生きている細菌が生体に障害を与えるものである．この中には，腸管粘膜の細胞に侵入して破壊するもの（狭義の感染型）と，腸管内での増殖の際に産生された毒素が吸収されて食中毒症状を呈するもの（生体内毒素型または中間型）とがある．狭義の感染型は腸炎ビブリオ，サルモネラ，カンピロバクター，病原性大腸菌（組織侵入性・腸管出血性大腸菌など），リステリアなどである．腸管出血性大腸菌はベロ毒素を産生することから生体内毒素型に分類する説もある．生体内毒素型（中間型）はウエルシュ菌，腸管毒素原性大腸菌，下痢型セレウス菌，乳児ボツリヌス症のボツリヌス菌などである．

→毒素型食中毒

感染経路　(route of infection)

感染を生じた個体や環境中に存在する病原体が，未感染の個体に到達して新たに感染を起こす経路．細菌性食中毒菌の感染経路は接触によることが多いが，保菌者あるいはノロウィルス陽性者から生ずる飛沫が感染経路となって食品が汚染されることもあるので注意が必要である．

→食中毒

缶詰の腐敗・変敗（かんづめのふはい・へんぱい） (spoilage of canned food)

缶詰の変敗は缶の外観に現れることが多く，次の4種類に分けられる．①フラット：外観に変化はなく，缶の蓋底を打検棒で叩いたときの音響に異常があるもの（音響不調缶）．②フリッパー：蓋底のいずれかがわずかに膨らみ，指で押すと正常の位置に戻るもの．③スプリンガー：蓋底のいずれかが膨らみ，指で押すと元に戻るが，反対側が突出してしまうもの．④スウェル：蓋底の両側が膨らんでおり，指で押すといくらか凹むものをソフトスウェル，凹まないものをハードスウェルとよぶ．微生物原因の場合，耐熱性胞子をもつ *Geobacillus stearothermophilus*，*Moorella thermoacetica* などがフラットサワー缶の原因となり，膨張缶では *Clostridium*，硫化黒変缶では *Desulfotomaculum nigrificans* などが原因菌となる．

→膨張缶

寒天（かんてん） (agar)

オゴノリ，テングサなどの海藻（紅藻類）から抽出した粘液を，凍結，脱水，乾燥したもの．アガロースとアガロペクチンという多糖類の混合物で，ガラクトースの基本骨格が直鎖上に重合した天然の高分子化合物である．精製水を加えて加熱すると100℃近くで液化（ゾル化）し，冷却すると35～45℃付近で固化（ゲル化）する．溶液状態ではランダムコイルの分子となっているが，冷却すると二重らせんとなり会合して網目状の三次元のダブルヘリックス構造を形成し，栄養素や水分を保持する．培地の固形剤として，1.5％程度加えられる．

寒天培地（かんてんばいち） (agar medium)

固化剤として，寒天が1.5％程度含まれた固形培地．用途に応じてシャーレや試験管に分注して，平板や斜面などに固めて使用する．

寒天平板培養法（かんてんへいばんばいようほう） (agar plate culture)

混釈平板培養法と塗抹平板培養法がある．混釈平板培養法は，試料液1 mLと約50℃の寒天培地をシャーレ中で混合した後固化させ，培養後培地中のコロニー数から試料中の微生物数を算出する方法である．寒天内部のコロニーは，レンズ様になり計測しやすくなる．生菌数など多くの菌数測定法に用いられる．塗抹平板培養法は，あらかじめ調製した寒天平板に試料液 0.1 mL を接種しコンラージ棒などで平板全面に均等に塗抹し，培養後培地上のコロニー数から試料中の微生物数を算出する．寒天平板表面のコロニーは，形状や色調の観察がしやすい特徴がある．加熱した培地を用いないため熱に弱い細菌や黄色ブドウ球菌計測法に用いられる．また，増菌培養液から目的とする菌を培地平板に独立コロニーとして観察できるように，増菌培養液を白金耳で希釈しながら塗抹し培養する方法もある．分離培養法，画線(かくせん)培養法ともよばれる．大腸菌群の確認試験や，サルモネラ試験で用いる．→混釈培養法，平板塗抹培養法

乾熱滅菌(かんねつめっきん) (dry heat sterilization)

通常，食品の細菌検査などにおいて，乾熱滅菌器を用い 160 ～ 180℃で 30 分～ 2 時間程度の加熱条件で行う滅菌方法．湿熱滅菌とは異なり，水蒸気を用いない．主に金属製キャップや綿栓をした試験管や三角フラスコ，ガラスシャーレ，ピペットなどの滅菌に利用される．必要に応じ，滅菌缶に入れて滅菌する．プラスチックなどの耐熱性のない素材の器具には使用できない．→湿熱滅菌

カンピロバクター ジェジュニ／コリ (*Campylobacter jejuni/coli*)

感染型食中毒菌．ニワトリ，ブタ，ウシなどの家畜をはじめ，ペット，野鳥，野生動物など多くの動物が保菌している．特徴はヒトや動物の腸管内でしか増殖しない（微好気性），乾燥に弱い，通常の加熱調理で死滅するなどである．数百個程度と比較的少ない菌量を摂取することでヒトへの感染が成立する．潜伏時間は 1 ～ 7 日間で，症状は下痢，腹痛，発熱，悪心，吐き気，おう吐，頭痛，悪寒，倦怠感などである．感染した数週間後に，手足の麻痺や顔面神経麻痺，呼吸困難などを起こすギラン・バレー症候群を発症する場合がある．主な原因食品は生や加熱不足の鶏肉，鶏レバーの喫食やこれらの食材からの二次汚染などが多い．

鑑別剤(かんべつざい) (indicator)

細菌の生化学的性状検査やコロニーの鑑別のための素材．乳糖，白糖，マンニットなどの糖類，アミノ酸類，有機酸類，pH 指示薬，酸化還元電位指示薬，酵素基質などがある．糖類などの基質は，目的とする菌が菌体酵素を分泌して低分子化し，栄養素として菌体内に取り込み，エネルギー源や菌体構成成分を得るとともに代謝産

物を排出する．代謝産物によりpH指示薬が変色し，培地色やコロニー色を変化させる．また代謝産物自体の色や代謝産物と培地成分とが反応した化合物により培地色が変化したり，ガスを産生するものもある．
→発酵，有機酸

鑑別培地（かんべつばいち） (confirmation medium)

菌の生化学的性状を調べて同定の手がかりとするするための培地．一般的に性状を調べるための鑑別剤および増殖に必要な成分以外は含まない．鑑別培地には純粋培養した菌を接種する．SIM培地やシモンズクエン酸ナトリウム培地などがある．

γ線殺菌（せんさっきん） (disinfection by gamma-irradiation)

γ線は波長が10 pm（10^{-11} m）よりも短い電磁波のことであり，殺菌に用いる線源はコバルト60（^{60}Co）である．γ線は透過性が高く，大きな固形物の殺菌が可能である．殺菌メカニズムには直接作用と間接作用がある．前者は微生物のDNA鎖を直接切断することによるものであり，後者は水分子を励起してラジカルを発生させ，微生物の核酸やタンパク質を損傷させることによる．わが国ではジャガイモの発芽防止に使用されているが，それ以外の食品への使用は認められていない．一方，ディスポーザブルの実験用器具（プラスチックシャーレ，プラスチックピペット・スポイト，メンブレンフィルターなど）の滅菌に広く使用されている．

含硫アミノ酸（がんりゅう／さん） (sulfur-containing amino acid)

イオウを含むアミノ酸，システイン，シスチン，メチオニンの3種．肉ペプトンに多く含まれる．また還元能が高いので，嫌気性菌用培地や無菌試験用のチオグリコレート培地などに加えられる．

規格と基準（きかく／きじゅん） (standard and criterion)

食品や添加物などの安全性を確保するために，食品衛生法に基づいた規格や基準が定められている．規格とは，販売する食品または添加物の成分に関する標準で，成分規格とされている．基準とは，販売する食品または添加物の製造，加工，使用，調理，保存，表示の方法に関する標準である．食品衛生法では，これらの規格や基準を遵守することを，食品関係営業者に義務づけている．違反した場合には，製造，使用，販売が禁止される．食品衛生上の表示基準は，衛生上の危害防止に関するものに限定される．例えば誇大広告の防止などは，「不当景品類及び不当表示防止法」で規制されてい

る．表示や広告等は消費者庁が，それ以外の規格や基準は厚生労働省が所管する．　→食品衛生法，食品 GLP

希釈（きしゃく）　(dilution)

培養法により生菌数を計数する際，計数に適した細胞数が培地中に接種できるよう試料を薄める操作のこと．多くの微生物は分裂により増殖するため，増殖期の細胞数は指数的（累乗的）に増大する．したがって，微生物が存在していると考えられる試料を希釈する場合は 10 倍ずつ段階希釈する．一般に微生物の希釈には滅菌生理食塩水などの浸透圧を調整した溶液が使われる．　→希釈水

希釈水（きしゃくすい）　(diluent)

固形検体の試料液調製や試料中の菌量が多いと思われる場合に試料の希釈に使用する．滅菌生理食塩水，滅菌リン酸緩衝希釈水，滅菌ペプトン加生理食塩水などがある．食品衛生法で規定された食品の試験法には，食品ごとに希釈水が規定されている．　→希釈

キトサン　(chitosan)

エビ，カニの甲殻類や昆虫類，キノコ，カビの細胞壁などに含まれているキチンをアルカリで処理して得られるもの．水，エタノール，アルカリ性水溶液に不溶，有機酸（酢酸，乳酸，クエン酸などの水溶液）に可溶．タンパク質や陰イオン性高分子と結合・凝集する．菌にも結合して活性を弱めたり，沈殿除去効果がある．

キノコ　(mushroom)

担子菌において繁殖器官である子実体が比較的大型のものおよびその子実体の俗名．真菌類の約 3 割を占める．菌糸は管状で，隔壁がある．食用キノコ，毒キノコ，サルノコシカケなどそのほとんどが陸生である．担子菌の中で子実体を形成しないサビキン類，クロボキン類は植物寄生菌である．

揮発性塩基窒素（きはつせいえんきちっそ）　(volatile basic nitrogen : VBN)

食品の腐敗の指標の一つ．食品の抽出液をアルカリ性にした時に揮発する窒素化合物の総称であり，細菌の腐敗産物のうちで腐敗の検出にもっともよく用いられている成分である．食肉ではアンモニアが主な成分であるが，海産魚介類ではアンモニアのほかにトリメチルアミンなどが含まれる．ふつう VBN が 25 ～ 30mg/100g に達すると初期腐敗とみなされる．

逆転写反応（RT 法） (reverse transcription reaction (RT reaction))

RNA から DNA の合成を行う反応のこと．生物はタンパク質を合成する際に遺伝情報の元である DNA からメッセンジャー RNA を合成する．この合成過程を転写とよぶ． RNA から DNA を合成する反応はこの反応と逆の反応を行うため，逆転写反応とよぶ．食品微生物学の分野においては，現時点で用いられる場面は少ない．しかし，次世代シークエンサーの導入により最近急速に発展しつつあるメタゲノムの分野においては今後活発に用いられていくと予想される．

→転写

キャプシド (capsid)

ウイルス粒子を形作る，タンパク質でできた殻状の構造のこと．カプシドともいう．キャプシドが最外殻のウイルスもあれば，その外側に脂質二重層から成るエンベロープが存在するウイルスもある．キャプシドとその中に存在するウイルスゲノム（DNA もしくは RNA）を合わせたものをヌクレオキャプシドとよぶ．キャプシドタンパク質は，感染した生物において抗原として認識されて，免疫反応を引き起こす要因となる．

→ウイルス

キャリーオーバー (carry-over)

食品の原料に使用された添加物の量が，その食品に効果を現すのに必要な量より少ない場合に法律により表示が免除されることを示す用語．例えば，ケーキの原料であるマーガリンに含まれる乳化剤や保存料は，マーガリンの品質保持のために添加されたものであり，ケーキに持ち越されても量が少なく効果をもたないのでキャリーオーバーとみなされる．

球菌 (coccus [複 : cocci])

球状の形をした細菌の総称．桿菌，らせん菌と同じく微生物を形態によって分類するときに用いられる慣用的な語句．細胞の分裂の仕方により様々な細胞の配置を示す．細胞が一つひとつ独立した単球菌，ペアになった双球菌，ブドウの房状のブドウ球菌，連鎖状の連鎖球菌などにわけられる．

→スタフィロコッカス

牛乳の腐敗・変敗 (putrefaction of milk)

牛乳は栄養豊富で，中性付近の pH で水分活性も高いため，微生物にとって極めて増殖しやすい食品である．腐敗・変敗の進行は，生乳中の微生物の種類によって異なるが，農場での搾乳からバルクでの冷却保管，乳処理工場での受け入れなど各段階での衛生的な取り扱いが重要である．殺菌前の生乳には 10^3 ～ 10^4 cfu/mL 程度の微生物が存在しており，速やかに5℃以下での低温保存，あるいは加熱殺菌（滅菌）が必要であるが，これらの処理が不適切な場合に腐敗，変敗が生じ，凝固，容器膨張，風味の劣化などが引き起こされる．→超高温加熱殺菌（UHT 殺菌），低温保持殺菌（LTLT 殺菌）

魚介類の腐敗（ぎょかいるいのふはい） (spoilage of fish)

魚介類は畜肉に比べて腐敗しやすいが，その時の腐敗の様相は，付着細菌叢，貯蔵温度などによって大きく異なる．冷蔵魚の腐敗は *Shwanella*, *Vibrio*, *Pseudomonas* などのグラム陰性菌のうち，低温での増殖速度の速いものによる．冷凍魚では，凍結に弱い *Pseudomonas* や *Vibrio* が死滅し，耐凍性の *Moraxella* と球菌類が優占するので，これらの解凍魚を冷蔵した場合の細菌叢は解凍時に多く生残した *Moraxella* が優勢となる．ガス置換包装貯蔵ではとくに CO_2 ガスの増殖抑制効果が顕著で，腐敗までの時間はほぼ2倍に延長される．これらガス置換貯蔵魚の腐敗時の細菌叢は *Vibrio-Aeromonas* 群細菌と乳酸菌が優占する傾向にある．

莢膜（きょうまく） (capsule)

細菌の細胞の周囲を取り囲むように存在する主に多糖でできた膜のこと．莢膜が存在する株と存在しない株があり，動物に接種した際に抗原として認識される部位の一つで，K 抗原として扱われる．H 抗原，O 抗原と併せて菌株の分類と鑑別に使用することができる．
→ K 抗原，血清型

極毛（きょくもう） (polar flagellum)

べん毛が細胞の一端又は両端に存在するもの．べん毛の付着部位，本数により，単極毛（一端のみに1本あるもの），多極毛（一端に数本あるもの），両毛または双毛（両端にあるもの）に分けられる．
→べん毛

許容限界（きょようげんかい） (critical limit)

HACCP では「受容できるものと，受容できないものとを分ける基準」，いわゆる「安全で流通可能な製品」と「流通できない製品」を分けるものである．許容限界を逸脱すれば安全性や法令順守を担保できない．許容限界の数値を求めることは科学的根拠（文献，実験データ，専門家の意見）や法律・規則などに基づかなければならない．許容限界を越えてしまった場合には「是正措置」が必要となる．
→ハサップ

キレート作用（さよう）　(chelate effect)

カニのはさみのように金属イオンに結合して，金属の影響を封じる作用．エチレンジアミン四酢酸二ナトリウム（EDTA），クエン酸などのキレート作用により，酸化防止や菌の増殖が阻害される．

菌糸（きんし）　(hypha［複：hyphae］)

カビの栄養体を構成する細胞．糸状構造をつくり多細胞構造をとる．菌糸はそれ自身で生命維持ができるので，切断しても成長できる．菌糸から栄養素を取り入れている．糸状菌の菌糸は真性菌糸とよばれる．

菌糸体（きんしたい）　→　キノコ

クドア　(*Kudoa*)

ヒラメに寄生するクドア属の寄生虫（粘液胞子虫）の一種 ***Kudoa septempunctata***．クドアによる食中毒は，生食用生鮮ヒラメ（刺身など）によることが多い．1 g あたりクドア胞子数 1.0×10^7 を超えるヒラメを生で食べると，食後数時間程度で一過性のおう吐や下痢を引き起こし，症状は軽度で速やかに回復する．筋肉 1 g あたりのクドアの胞子数が 1.0×10^6 個を超えるヒラメの生食は禁止されている．クドアによる食中毒は，夏（8 ～ 10 月）に多く発生し，冬から春（11 ～ 5 月）にかけては少ない．－ 20℃で 4 時間以上の冷凍，または 75℃ 5 分以上の加熱で食中毒を防ぐことができる．

クモノスカビ　(*Rhizopus*)

接合菌の一種．桃などの食品の表面に増殖する．植物の病原体でもある．クモノスカビの胞子はケカビなどにくらべて乾燥に強い．テンペというインドネシアの特産物や紹興酒の発酵に使われる．

グラム陰性菌（いんせいきん）　(Gram-negative bacterium)

グラム染色したときに薄赤色に染色される菌群の総称．外膜を細胞壁の外側に有し，細胞壁も薄いため，クリスタルバイオレットなどのグラム染色液により強固に染色されず，グラム陽性細菌と染色後の色調が異なり，区別される．一般に抗生物質や色素，界面活性剤などの作用に対して抵抗性が高いとされる．

グラム染色(せんしょく) (Gram stain)

19 世紀末に H. C. Gram（グラム）が考案した微生物の染色法で，新鮮菌体を，クリスタルバイオレットなど塩基性の紫色色素で染色し，さらにルゴール液（ヨウ素 - ヨウ化カリウム液）で媒染処理し，アルコールで脱色する方法を指す．グラム陽性菌とグラム陰性菌の間で表層構造が異なるため，染色性の違いにより両者を区別できる．細菌検査の中で最も基礎的な手技である．

グラム陽性菌(ようせいきん) (Gram-positive bacterium)

グラム染色したときに紫色に染色される菌群の総称．グラム陰性菌に比べて細胞壁が厚く，外膜をもたないため，クリスタルバイオレットにより強固に染色される．一般に抗菌物質に対する感受性はグラム陰性菌よりも高い．

クリーンベンチ (clean bench)

無菌操作を行うための作業空間をつくる装置．前面にガラスのシャッターがあり作業時はこれを開け，手を中に入れて操作を行う．HEPA フィルターを通した無菌の空気を送風している状態で使用する．除菌して排気をしないため，エアロゾルは直接装置外に排出される．

→安全キャビネット

グリシン (glycine)

H_2NCH_2COOH．最も簡単なアミノ酸で，タンパク質の構成成分として広く存在する．甘味，うま味を呈するので調味料に用いられ，また緩衝作用や抗菌作用ももっているため日持向上剤として，水産練り製品をはじめ多くの惣菜類，菓子類に用いられる．

グリセリン脂肪酸(しぼうさん)エステル (glycerol esters of fatty acids)

グリセリンと脂肪酸とのエステルの総称．脂肪酸が 3 分子結合したものが通常の油脂である．グリセリン 1 分子に 1 分子の脂肪酸が結合したものがモノグリセリドであり，食品，化粧品などに乳化，起泡，消泡，湿潤，デンプンやタンパク質の改善に広く利用される．中鎖の脂肪酸（C_8 ～ C_{12} 位）のモノグリセリドは静菌効果があり，日持向上剤として利用される．

クリプトスポリジウム (*Cryptosporidium*)

胞子虫類に属する寄生虫．上皮細胞に虫のうを形成し，その内部で有性生殖期に移行し，産生されたオーシストが糞便中に排出される．オーシストが経口摂取されると3～10日程度の潜伏期間の後，水様性下痢，腹痛，倦怠感，食欲低下，悪心などの症状を引き起こす．熱や乾燥に弱いが通常の塩素消毒剤に耐性があり，不活化のためには膜処理や紫外線処理が必要である．本症は感染者の調理した非加熱食品，飲料水汚染，プールの水などを介して発生している．

クロストリジウム (*Clostridium*)

胞子（芽胞）を形成する偏性嫌気性のグラム陽性桿菌．基本的な生息場所は土壌および哺乳動物の腸管である．食中毒菌であるボツリヌス菌（*Clostridium botulinum*）やウエルシュ菌（*C. perfringens*），創傷感染菌である破傷風菌（*C. tetani*）および偽膜性大腸炎原因菌である *C. difficile* などがヒトに病原性を示すものとして知られている．本属の胞子は耐熱性が強く，ボツリヌス菌においては，その死滅に120℃，4分の加熱を要する．缶詰などの加熱密封食品では本菌の殺菌を目的に加熱条件が決められている．

→耐熱性微生物

クロストリジウム属菌試験法（ぞくきんきんしけんほう） (enumeration of clostridia)

食品試料の希釈液10 mLを嫌気性パウチに分注する．これに約55℃に保温したクロストリジウム属菌測定用培地15 mLを加えてよく混合する．パウチ内の気泡を除去し，首部を溶封してから室温で固化させる．パウチ内は嫌気的になるので，35℃の恒温槽で24時間培養する．増殖したクロストリジウム属菌は，亜硫酸を還元して褐色～黒色のコロニーを形成する．このような公定法以外にも，滅菌シャーレ内で培地と試料液を混釈し，固化してから嫌気培養する方法もある．

→クロストリジウム

クロノバクター サカザキ (*Cronobacter sakazakii*)

新生児や乳児に菌血症や細菌性髄膜炎を発症することがある腸内細菌科の細菌．自然環境中や動物・ヒトの腸管内容物からも分離される．乾燥に強く，粉乳や乾燥野菜などの食品から分離される．乳幼児用調整粉乳の数%から分離される報告もある．1歳未満の乳幼児が感染した場合，数日間の潜伏期間の後に，発熱，食欲不振，発作などを起こすほか，髄膜炎を引き起こす．予防策としては乳児用調製粉乳の調乳の際，使用する湯は70℃以上を保つなどである．通常，成人は感染しないか，感染した場合でも症状は軽度である．

系統樹（けいとうじゅ） (phylogenetic tree)

生物のある種を祖先とし，そこから進化した子孫種がどのように枝分かれして進化したのかを示した図．共通の祖先（根）から幹，枝，葉に分かれていく姿から系統樹とよばれる．微生物の系統進化を論ずる場合，16S リボソーム RNA（真核生物は 18S リボソーム RNA）遺伝子の塩基置換率に基づき系統樹がつくられることが多い．

→ 16S リボソーム RNA

鶏卵の腐敗・変敗（けいらんのふはい・へんぱい） (putrefaction of egg)

鶏卵には様々な防御機構がある．卵殻表面から微生物が気孔を通って内部に侵入しても，卵殻膜による物理的障壁に阻まれる．また，卵白にはリゾチームやコンアルブミンなどの抗菌成分が含まれている．しかし，一部の低温性のグラム陰性菌はリゾチームに抵抗性がある．腐敗細菌として，卵黄を黒変させる *Proteus* や *Aeromonas*，卵白を緑変あるいは蛍光を発生させる *Pseudomonas*，黄変原因の *Flavobacterium*，赤変原因菌である *Serratia* がある．また，長期冷蔵保存ではカビが生じることもある．病原菌では，とくに *Salmonella* Enteritidis による食中毒事例が多く，腐敗・変敗が生じていなくても消費期限を過ぎた鶏卵の生食は危険である．

→サルモネラ属菌

K 抗原（こうげん） (K antigen)

細菌のもつ莢膜構造のこと．莢膜（K 抗原）に対する抗体を動物につくらせ，その抗体を含む血清を保存しておけば，その抗体が反応するか否かによって菌株の鑑別や分類を行うことができる．

→莢膜，血清型

K 値（ち） (K value)

鮮魚の鮮度指標の一つ．魚肉の ATP は内在性酵素の作用で，ATP → ADP → AMP（アデニル酸）→ IMP（イノシン酸）→ HxR（イノシン）→ Hx（ヒポキサンチン）という順に変化していく．この一連の反応は IMP の分解速度で律速されるので，ATP 関連化合物の総量に占める HxR+Hx の百分率（モル%）を求め，これを K 値と呼び，活きの良さの指標として用いられる．K 値は低いほど活きの良いことを意味するが，腐敗の指標とはならない．

ケカビ (*Mucor*)

接合菌の一種．食品に発生する場合もある．桃などの柔らかい果実に発生して腐敗させることもある．とくに強い病原性を有しており，免疫力が低下した病人の肺で増殖してムコール肺症を引き起こし，発熱や胸痛，呼吸困難といった症状を呈する．

ケタマカビ (*Chaetomium*)

子のう菌 *Chaetomium* 属．セルロース分解能が高いため，繊維質，穀類，木材などに汚染する熱帯・亜熱帯が生息地である．比較的耐熱性で60℃以上でも増殖できる．紫外線に耐性な種も存在する．

血清型（けっせいがた） (serotype)

細菌表面の抗原を基に分類した細菌やウイルスなどの型である．細菌の分類ではO（菌体）抗原，H（べん毛）抗原，K（莢膜）抗原などに対する血清型がある．腸管出血性大腸菌O157:H7はO抗原が157，H抗原が7のベロ毒素産生の大腸菌のことである．サルモネラはO抗原とH抗原の組み合わせで2,500種類以上の血清型が存在する．赤痢菌のA群（志賀赤痢菌 *Shigella dysenteriae*），B群（*S. flexneri*），C群（*S. boydii*），D群（*S. sonnei*）もO抗原，コレラのO1, O139もO抗原型である．

ゲノム (genome)

生物のもつすべての遺伝情報．遺伝子「gene」と，-ome（総体（オーム））を合わせてgenome（ゲノム）とした造語である．食品微生物学分野においては，遺伝子＝DNAのことを指すと考えておけばよい．

原核生物（げんかくせいぶつ）(細胞（さいぼう）) (prokaryote)

遺伝物質（ゲノムDNA）が核膜で包まれていない核様体をもつ細胞のことを原核細胞とよび，このような細胞を有する生物を原核生物という．細菌，ラン藻類，古細菌が該当する．原核細胞は，細胞壁，細胞膜，リボソーム，封入体および核様体などで構成され，真核細胞のように膜で囲まれた核や細胞小器官は存在しない．リケッチャなど寄生性の細菌は細胞壁をもたない． →真核生物

検証（けんしょう） (verification)

本来の検証はHACCPプランに従って実施されているかどうか，

HACCP プランに修正が必要かどうかを判定するために行う方法，手続き，試験検査であり，モニタリングに加えて行われる．検証は日々実施されている．わが国ではバリデーション（妥当性確認：validation）も検証として示していることが多い．

→ハサップ，バリデーション

検体（けんたい） (analyte)

食品の安全性や品質，食品の製造環境などの適否を評価するための検査対象物．食品や食材の一部を採取したもの，調理器具や手指などの拭き取り材料などが検体となる．検体を汚染している細菌は，保存・輸送中に死滅や増加する可能性があるので，採取した検体は，可能な限り速やかに検査に供しなければならない．

→食材検査，拭き取り法

顕微鏡（けんびきょう） (microscope)

微小な観察対象を拡大して可視化する装置．試料に光を当て，透過光または反射光をレンズによって結像させる光学顕微鏡と，電子線を磁場により拡大し蛍光板や写真フィルムに像を結ばせる電子顕微鏡に大別される．光学顕微鏡は対象物を約 1,000 倍に拡大できるが，ウイルスの観察には電子顕微鏡が必要である． →電子顕微鏡

コアグラーゼ試験（しけん） (coagulase test)

黄色ブドウ球菌が産生する酵素の一つで，血漿を凝固させる作用があるものをコアグラーゼという．培養液中に放出される遊離コアグラーゼと，菌体に結合して存在する結合コアグラーゼがある．被検菌とウサギ血漿をスライドグラス上で混合して，菌の塊ができれば結合コアグラーゼ陽性と判定する．これを簡便化した，ラテックス凝集反応用試薬が市販されている．遊離コアグラーゼは，試験管の中でウサギ血漿と被検菌の培養液を混合し，37℃で保温しながら 24 時間後まで定期的に観察する．陽性であれば血漿は凝固するので，試験管を傾けても流れ出ない．コアグラーゼ試験により，陽性の黄色ブドウ球菌と，陰性の表皮ブドウ球菌などを区別できる．

→スタフィロコッカス

Cg MLST 解析（コアゲノム　かいせき） (Cg (core genome) MLST)

ほとんどの菌株が共通にもつ遺伝子（core genome）を用いた MLST のこと．2005 年以降次世代 DNA シークエンサーの登場により微生物の全ゲノム配列を解析するためのコストが年々著しく低下

している．食品微生物学分野においても，従来原則として7つの遺伝子の配列を用いて行っていたMLSTを，微生物のゲノムが含むほぼすべての遺伝子(微生物によって異なるが通常2,000から3,000程度）についてMLSTを行おうとする試みが2013年に登場した．

→MLST解析

高圧蒸気滅菌（こうあつじょうきめっきん） (high pressure steam sterilization)

密閉した装置（オートクレーブ）の中で蒸気を発生させ，圧力を上げることにより100℃以上の高温とし，チャンバー（内缶）の空気と飽和水蒸気を完全に置換させ，滅菌対象物の培地や金属製，ガラス製，プラスチック製の試験器具などを滅菌する方法．これにより細菌胞子の殺滅が可能となる．通常121℃（2気圧）で15分間行われるが，培地の種類により滅菌条件は異なる．

好塩細菌（こうえんさいきん） (halophilic bacterium)

塩分要求性により，それぞれ20～30％，5～20％および2～5％の食塩含有培地でよく増殖できる高好塩性（extreme halophile)，中好塩性（moderate halophile）および微好塩性(slight halophile）の3タイプがある．高好塩性として古細菌 *Halobacterium* があり，中好塩性菌として味噌・醤油もろみから分離される乳酸球菌 *Tetragenococcus* や海洋由来菌の一部の種類がある．海洋細菌の多くは微好塩性である．

→耐塩性細菌

高温細菌（こうおんさいきん） (thermophilic bacterium)

一般に50℃以上で増殖する細菌で，増殖上限が80℃以下にある細菌を高温細菌という．これには *Bacillus* や *Clostridium* など耐熱性胞子形成細菌の一部が含まれる．また，*Staphylococcus* や *Streptococcus* など球菌の一部も含まれる．また，至適増殖温度が80℃以上にあるか，90℃で増殖可能な細菌を超好熱菌 hyperthermophile といい，その多くは古細菌である．

→低温殺菌，胞子

高温殺菌（こうおんさっきん） (disinfection by high temperature)

加熱殺菌を加熱温度で分ける場合は，大きく高温殺菌と低温殺菌とに大別される．このうち高温殺菌は，100℃以上での殺菌のことをいう．

→低温殺菌

高温性真菌 (thermophilic fungus)

一般に増殖至適温度が 40 ～ 45℃にあり，増殖可能温度が 20 ～ 55℃にある真菌類．食品から分離されるものとして *Thermoascus* がある．中温菌とされる *Aspergillus* や *Emericella* でも 50℃で増殖できるものが存在し，また，*Pacecilomyces*，*Talaromyces* の中には 40℃以上でよく生育するものもある．高温で増殖可能な真菌類の中には，*A. fumigatus* など深在性真菌症の原因となるものがある．

→アスペルギルス

高温短時間殺菌 (HTST 殺菌)

(high-temperature short-time pasteurization)

72℃以上で 15 秒以上保持し牛乳を加熱殺菌する方法．昭和 27 年（1952 年）にわが国に導入された連続式殺菌法であり，それまで主流だったバッチ式殺菌法である LTLT 法に替わり急速に普及した．

→低温保持殺菌（LTLT 殺菌），バッチ式殺菌

好乾性真菌 (xerophilic fungus)

水分活性（*Aw*）0.80 以下で増殖可能で，至適増殖 *Aw* が 0.95 付近の真菌類．カビ類では *Aspergillus*，*Eurotium*，*Wallemia* が，酵母類では *Zygosaccharomyces* が食品からよく分離される．乾燥製品だけではなく，保存のために塩や糖で *Aw* を低くした畜肉や魚介類の加工品，ジャムなどでも変敗原因菌となる．これらの真菌類の検出には *Aw* 0.97 のポテトデキストロース寒天培地よりも，*Aw* 0.94 の M40Y 寒天培地などが適している．　→水分活性，貯蔵カビ

好気性菌 (aerobic microorganism, aerobe)

増殖に酸素を絶対的に必要とする微生物．偏性好気性菌ともいう．酸素呼吸（酸化的リン酸化）でエネルギーを獲得するが，発酵能がないために嫌気条件下ではエネルギーを得ることができない．微生物は酸素に対する挙動の違いによって，次の 4 つに大別できる．①増殖に酸素を必要とし，嫌気条件下では増殖できない好気性菌（*Pseudomonas*，酢酸菌，カビなど），②好気，嫌気のいずれの条件下でも増殖できる通性嫌気性菌（大腸菌，ブドウ球菌，酵母など），③無酸素状態で増殖し，酸素があると増殖できない偏性嫌気性菌（*Clostridium*，ビフィズス菌など），④増殖に酸素が必要であるが，大気より低い酸素濃度でのみ増殖できる微好気性菌（*Campylobacter* など）．好気条件下で増殖できる微生物は，分子状

酸素から生じる過酸化水素やスーパーオキシドアニオン（O_2^-）のような毒性の強い過酸化物を消去するカタラーゼやスーパーオキシドジスムターゼを持っているのに対し，偏性嫌気性菌はこれらの酵素を欠損しているため，好気条件下では増殖ができない．

→スーパーオキシドディスムターゼ

麹カビ（こうじ） → アスペルギルス

好湿性真菌（こうしつせいしんきん） (hydrophilic fungus)

水分活性（*Aw*）0.90 以上で増殖可能で，至適増殖 *Aw* が 1.00 付近の真菌類．いわゆるほ場カビとされる *Mucor*，*Rhizopus*，*Botrytis* などが，作物の病原菌となるほか，青果物やミネラルウォーターの変敗の原因となる．

香辛料抽出物（こうしんりょうちゅうしゅつぶつ） (spice extracts)

香辛料類（スパイス類，ハーブ類）から水，エタノール，有機溶剤，二酸化炭素，水蒸気蒸留で香辛味を抽出したもの．抗菌性があるといわれるオールスパイス，シナモン，クローブなどの香味を主体とするもの，およびコショウ，トウガラシ，ワサビなどの辛味を主体とするもの．成分表示として，「香辛料抽出物」あるいは，「スパイス」，「香辛料」などと記される．食品添加物としての着色料（ウコン色素など），酸化防止剤（クローブ抽出物など），日持向上剤（セイヨウワサビ抽出物など）は，別扱いになる．

酵素（こうそ） (enzyme)

生体内にさまざまな種類が存在する高分子の一群で，ほぼすべてタンパク質からできている．各々の酵素はそれぞれに特異的な化学反応を引き起こしやすくする触媒作用をもっており，生体内で重要物質を生成，分解する役割を担っている．多くの酵素の働きが組み合わさることによって，生物細胞内での代謝が可能になる．

→代謝経路

高層斜面培地（こうそうしゃめんばいち） (butt-slant medium)

試験管に培地を分注し，上部 1/3 が斜面で，下部 2/3 が高層になるように固めた培地．半斜面培地や半高層培地ともよばれる．TSI 寒天培地などがある．

高層培地（こうそうばいち） (butt)

試験管を立てたまま固めた培地．細菌の運動性試験培地や保存培地に用いる．

酵素基質（こうそきしつ） (enzyme substrate)

糖類などの基質に発色物質または発光源となる物質を化学的に結合させた化合物．特有な酵素によって加水分解され発色物質または蛍光物質が遊離し，着色または紫外線下で蛍光を発する．培地の鑑別剤や生化学的性状試験に用いられる．大腸菌群検査用培地に用いられる酵素基質はXGAL(5 - ブロモ - 4 - クロロ - 3 - インドリル - β - D - ガラクトピラノシド)，ONPG（O - ニトロフェニル - β - D - ガラクトピラノシド）などがある．ガラクトースに発色物質を結合した化合物で，乳糖分解酵素の β - ガラクトシダーゼに加水分解され，X-GAL は青色，ONPG は黄色に発色する．大腸菌検査用培地に用いられる酵素基質は，MUG（4 - メチルウンベリフェニル - β - D - グルクロニド）があり，グルクロン酸に発色物質を結合した化合物で．β - グルクロニダーゼによって加水分解され長波長の紫外線下で蛍光を発する．

酵素基質培地（こうそきしつばいち） (enzyme substrate medium)

酵素基質が含まれる培地．発色・発光基質培地ともよばれる．酵素特異性が高く，発色が明瞭で鑑別性優れている特徴がある．水の大腸菌検査は，特定酵素基質培地法で検査する．MUG の入った培地で培養後，紫外線照射下で蛍光の有無を判定する．またサルモネラ，腸炎ビブリオ，腸管出血性大腸菌の検査法にも収載されている． →大腸菌試験法

公定法（こうていほう） (official method)

厚生労働省から告示あるいは通知された試験法．食品衛生法に基づいた規格や基準への適合性検査は，公定法で行う必要がある．検査は，食品 GLP に基づいて作成された標準作業手順書（SOP）に従わなければならない． →規格と基準，食品 GLP

酵母（こうぼ） (yeast)

栄養体が生活環の一定期間において単細胞性を示す真菌類の総称．アルコール発酵を行う *Saccharomyces cerevisiae* が代表的．酵母は，発酵に用いられるなど工業的に重要であり，出芽で増える酵母を出芽酵母とよぶ．

酵母エキス（こうぼ） (yeast extract)

パンまたはビール酵母の浸出，濃縮物．アミノ酸，ビタミン，炭水化物や無機塩類がきわめて豊富に含まれ微生物の増殖促進効果に優れる．ペプトンの栄養素の補強を目的に加えられる．エキスとしての性能は肉エキスよりも増殖効果が高い．標準寒天培地やチオグリコレート培地などに加えられる．

酵母による腐敗・変敗（こうぼ・ふはい・へんぱい） (putrefaction by yeast)

さまざまな加工食品において，ガス置換包装や水分活性調整剤，pH 調整剤，保存料・日持向上剤の添加などの処理がなされた場合，細菌類は抑制されるが，酵母類の中にはこれらに耐性をもつものがあり，近年では各種加工食品の主な腐敗・変敗原因菌とされている．色調や風味の劣化のほか，包装容器の膨張を引き起こす．また，pH 調整や抗菌性をもたせるために添加された有機酸類（酢酸，乳酸，クエン酸，プロピオン酸，安息香酸など）を酵母類が栄養源として利用した場合，細菌類が増殖する原因にもなる．

→産膜酵母，シンナー臭

呼吸（こきゅう） (respiration)

通常，酸素が充分に存在する好気的な環境において生物が行うエネルギー獲得形式のこと．解糖系や TCA 回路などでつくられた NADH や $FADH_2$ を電子伝達系とよばれる場所（酵母やカビではミトコンドリア，細菌では細胞膜）で利用し，エネルギー源となる物質である ATP を合成して生命活動を維持する．好気的環境において行われる呼吸に対して，酸素の無い嫌気的な条件で行われるエネルギー獲得形式を発酵とよぶ．また，酸素が無い条件でも，微生物の種類によっては呼吸過程の最後に必要となる酸素の役割を NO^{3-} や SO_4^{2-} に担わせて，嫌気呼吸を行うことができる．

→電子伝達系，発酵

黒変（こくへん） (black discoloration)

あさり水煮缶詰などにおいて，*Clostridium nigrificans* などの高温性硫化黒変菌により含硫化合物が分解されることで硫化水素が生成し，さらに鉄と反応して黒変を帯びることがある．現在では 121℃以上の殺菌により黒変はほとんど見られなくなった．

→クロストリジウム，微生物による変色

古細菌（こさいきん） (archaeum［複：archaea］)

原核細胞を有し，形態的に真正細菌に似ているが，ドメインは古細菌に属し，真正細菌（bacterium）とは遺伝子の塩基配列，細胞膜および細胞壁の構成成分の違いにより区別される．超好熱細菌，高度好塩細菌など，多くの真正細菌が存在できない極限環境に生息する菌種が多い．　→原核生物，真正細菌

ゴルジ体（たい） (golgi)

酵母やカビをはじめとする真核細胞にある細胞小器官．小胞体から送られてきた前駆体タンパク質についた糖鎖をさらに再構成あるいは修飾したり，タンパク質や脂質を細胞膜や他の細胞小器官へと向かわせる港となる場所である．小胞体から来た輸送小胞を受け取るシスゴルジ網と，細胞外や細胞小器官へとタンパク質を向かわせるトランスゴルジ網が存在していて，その間に扁平なのう胞が複数重なったような構造を通常とっている．原核生物である真正細菌や古細菌には存在しない．　→細胞小器官

コレラ菌（きん） (*Vibrio cholerae*)

コレラ毒素を産生するコレラ菌で血清型（抗原型）はO1（古典型とエルトール型）またはO139（ベンガル型）である．感染症法の三類感染症に分類される．コレラ菌に汚染された水や食料を摂取することで感染する．主に開発途上国への旅行者の感染事例が多く「輸入感染症」が多い．若干，国内での感染例も報告されており，汚染した輸入食品の喫食と推定されている．潜伏期間は数時間から5日，通常1日前後である．軽度の下痢またはおう吐が起こり，発熱や腹痛はみられないことが多く，無症状の場合もある．重症の場合，「コメのとぎ汁のような水様性便」が大量に（1日10リットル～数十リットル）排泄され，ただちに治療を行わないと脱水状態になり，死亡することがある．

コロニー (colony)

固体培地に微生物を接種すると分裂を繰り返して肉眼で観察できる独立した集団（塊）を形成する．これをコロニー（集落）という．平板培地による生菌数の計数において，独立したコロニーは単一の微生物細胞に由来するものとみなしている．コロニーの形状（辺縁），大きさ，色調，光沢，拡散状態などは，それぞれの菌種ごとに特徴があり，微生物の分類の一つの指標となっている．

コロニー形成単位(けいせいたんい) (colony forming unit : cfu)

寒天平板法により求めた生菌数を表す単位で，cfu と略記される．普通は 1 細胞が 1 つのコロニーを形成するが，ブドウ球菌のように複数細胞が 1 つのコロニーを形成するような場合も含めた生菌数を表す単位として用いられる．

混釈培養法(こんしゃくばいようほう) (pour plate technique)

試料液 1 mL をシャーレに分注し，45℃以下で保温した寒天培地を約 15 mL 加える．シャーレを素早く揺り動かして試料液と培地を混和後，室温で静置して固化させる．倒置して培養後に，発生したコロニーを数えて菌数を算出する．→一般生菌数，標準寒天培地

コンラージ棒(ぼう) (spreader)

寒天平板上で試料液を塗抹するためのガラス製の棒（へら）．最近は使い捨てのプラスチック製のものも市販されている．

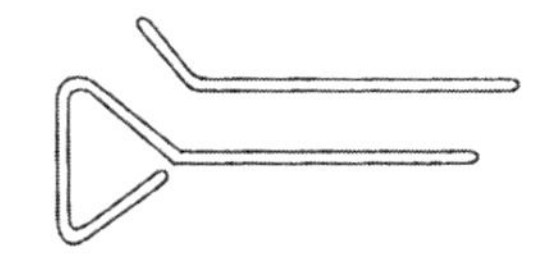

サーマルサイクラー (thermal cycler)

微生物細胞から DNA の特定の配列のみを試験管の中で増幅させる PCR 法を行うときに用いる装置．別名 PCR 装置ともよぶ．数十秒単位で温度を100℃から60℃の間で正確に上昇と下降させる機能をもっている．最近では，食品微生物学分野においては，PCR 増幅させるだけの装置ではなく，増幅と同時にリアルタイムで蛍光標識した増幅産物のモニタリングが可能なリアルタイム PCR 増幅装置の使用が一般的となっている．→ PCR 法

最確数(さいかくすう) (most probable number)

液体培地によって測定される菌数．MPN (most probable number) ともよばれる．細菌の数を測定する一般的な手法は，寒天培地による混釈培養法や表面塗抹培養法であるが，菌数が少ない場合には最確数法が用いられる．少なくとも試料の 3 連続の 10 倍段階希釈液を調整し，それぞれ複数の液体培地（例えば 3 本ずつの試験管）に接種する．培養後に陽性となった試験管数から，最確数表を用いて最確数を算出する．生食用かきには，E. coli の MPN が 230/100 g 以下の成分規格がある．→混釈培養法，平板塗抹培養法

催奇形性試験（さいきけいせいしけん） (teratogenicity test)

物質が妊娠中の胎児に与える影響を調べるための試験．妊娠中の母体に一定期間物質を与え続けて胎児の外形，骨格，死亡などを調べる．動物，通常，ラットとウサギを用いて試験される．これらの動物ではどの時期にどのような臓器や器官が形成されるかがわかっているので，その時期にあわせて該当する検査対象に添加した餌を与える．その結果，胎児の発生・発育に対する影響に関するデータが得られる．

細菌（さいきん） (bacterium [複 : bacteria])

原核細胞を有するドメイン真正細菌に属する単細胞生物の総称．同じ原核生物である古細菌（ドメイン古細菌）と合わせて細菌とされることもあるが，分類学的には古細菌はドメインレベルで区別される．地球上のほぼすべての環境に生息している．一般に細胞壁を有し，単純な 2 分裂による増殖を行う．

→古細菌，真正細菌，ドメイン

細菌性食中毒（さいきんせいしょくちゅうどく） (foodborne disease caused by bacteria)

食中毒の発生原因が細菌である病気の総称．細菌性食中毒はその発生メカニズムにより，感染型と食品内毒素型に大別できる．食品内毒素型食中毒の発症には，生きた細菌は不要で，食品内でつくられた毒素が病気の直接の原因となる．これに該当するのは，ブドウ球菌エンテロトキシン，セレウス菌おう吐毒，ボツリヌス毒素である．感染型食中毒のうち，病気の直接の原因が，腸管内で産生される毒素である場合は，感染毒素型（生体内毒素型）食中毒といわれる．このような毒素には，腸管出血性大腸菌の志賀毒素（ベロ毒素），毒素原性大腸菌・ウエルシュ菌・コレラ菌のエンテロトキシンがある．感染型食中毒細菌として，サルモネラ，カンピロバクター，腸炎ビブリオなどもある．　→感染型食中毒，毒素型食中毒

サイバーグリーン (CYBR Green)

DNA に結合するインターカレーター（DNA 染色試薬）の一種．食品微生物学分野においては，リアルタイム定量 PCR において，タックマン（TaqMan）蛍光に代わるモニタリング原理として用いられる．PCR によって合成された 2 本鎖 DNA に結合するために，PCR 増幅が進めば，より多くのサイバーグリーンが 2 本鎖 DNA の中に挿入される．サイバーグリーンは 2 本鎖の DNA の中では励起光の照射により蛍光を発するようになる．したがって，この蛍光強

度を測定することにより，PCR 増幅産物の生成量をモニターすることが可能となる．現在，TaqMan 蛍光の原理とともにサイバーグリーンを用いるリアルタイム定量 PCR は食品微生物学分野において広く用いられている．

細胞質（さいぼうしつ） (cytoplasm)

細胞膜（細胞質膜，原形質膜，形質膜）の内側のことを指し，細胞小器官と，その間の空隙を満たす溶液部分（細胞質基質）を合わせたものである．原核生物である真正細菌や古細菌では，細胞質基質の中にすべての生体分子が分散しておりあらゆる代謝が行われる．酵母やカビといった真核生物では，さまざまな生理的役割を各細胞小器官で分担しているため，細胞質基質内は主に基礎的な代謝が行われる場となっている．

細胞小器官（さいぼうしょうきかん） (organelle, cell organ)

核，小胞体，ゴルジ体，ミトコンドリア，液胞，ペルオキシソームなど，酵母，カビといった真核生物の細胞内に存在する，生体上重要な役割を分担して担う器官のこと．多くは脂質二重層からなる膜で包まれた胞状の形態をとっており，細胞質基質や他の細胞小器官から独立した領域を確保している．原核生物である真正細菌や古細菌には存在しない．

→真核生物

細胞壁（さいぼうへき） (cell wall)

細胞膜（細胞質膜，原形質膜，形質膜）の外側に存在する，細胞表層を包み細胞を保護する構造のこと．構成する物質は生物ごとに異なり，細菌の場合はペプチドグリカンが主な構造を占める．ペプチドグリカンは，糖鎖がペプチドで架橋された網目構造をとっている．一方，酵母，カビ，キノコといった真菌の場合は，多くはグルカン，キチン，キトサン，マンナンといった多糖が細胞壁を構成している．グラム染色法により青く染まる細菌（細胞壁が厚く青色色素が抜けない細菌），薄桃色に染まる細菌（細胞壁が薄いため青色色素が抜けてしまってその後赤く染色される細菌）の分類の手段にも，細胞壁構造がかかわっている．

→ペプチドグリカン，グラム染色

細胞膜（さいぼうまく） (cell membrane, plasma membrane)

細胞質膜，原形質膜，形質膜ともよばれる．脂質二重層からなる膜構造をもっており，細胞質と外界を隔てる重要な役割をもっている．細胞膜上には膜タンパク質やコレステロールなどの分子が存在しており，膜タンパク質の中には，細胞外との物質の出し入れを制御するポンプ（トランスポーター）や，外界からの物質や刺激を感知し，細胞内へ信号を伝える各種の受容体やセンサー類などが存在する．細胞膜の脂質二重層構造はある程度の流動性をもっており，膜に埋め込まれた分子群は膜上を移動することができる．

酢酸菌（さくさんきん） (acetic acid bacterium)

エタノールを酸化して酢酸を生成する細菌群の総称．グラム陰性，好気性の運動性桿菌である *Acetobacter* 属および *Gluconobacter* 属が主要な酢酸菌である．古くから食酢醸造に用いられてきた．そのほかに，ソルボース（アスコルビン酸製造の原料）やセルロースの製造にも利用される．

酢酸（さくさん）ナトリウム (sodium acetate)

化学式 CH_3COONa．調味料（有機酸），酸味料，pH 調整剤，日持向上剤として食品に用いられる．無色透明から白色の結晶または粉末で，3 水塩，無水物がある．水溶液は弱アルカリ性（1.3%水溶液で pH 8.87）を示す．

殺菌（さっきん） (pasteurization)

微生物学や食品製造の場において，消毒と滅菌を含めた意味で微生物の殺滅処理を指すことが多い．実際の食品製造では，加熱工程そのものをしばしば「殺菌」とよんでいる．したがって，微生物学における専門用語というよりは，一般的な用語として使用されることが多い．

殺菌効果（さっきんこうか） (pasteurization effect)

殺菌前の菌数を N_1，殺菌後の菌数を N_2 としたときに，$n = \log (N_1 / N_2) = \log N_1 - \log N_2$ で表される n を殺菌効果という．n の目標値は菌の重要度（危害度）に応じて決定され，加熱殺菌の指標菌である *Geobacillus stearothermophilus* および *Clostridium sporogenes* 胞子では n=5 に，人命を奪う危険な食中毒細菌のボツリヌス菌胞子では n=12 となっている（12D の概念）．→ボツリヌス菌

サポウイルス (*Sapovirus*)

ノロウイルスと同じカリシウイルス科に属するウイルスである．ノロウイルスと形態もよく似ている．ノロウイルス食中毒件数より

も少ないが発生している．流行時期，症状，防止対策はノロウイルスによるものと同様である．感染性はノロウイルスよりも弱いといわれている．

サルコシスティス (*Sarcocystis*)

胞子虫類のコクシジウム目に属する寄生性原虫．生活環には終宿主と中間宿主の 2 つの動物を必要とする．多種類の草食動物が中間宿主で，筋肉中にブラディゾイト（増殖虫体）を内包するサルコシストを形成する．イヌ，ネコ科の食肉動物などが終宿主で，中間宿主動物の肉を食べることで，消化管に原虫が感染後，有性生殖が行われオーシスト排出を行う．ヒトではサルコシストを含む生または，加熱不十分な牛肉，豚肉の摂取が感染の原因で，摂食後数時間で下痢，おう吐，腹痛などの消化器症状が現れ，1 日程度で回復する（消化管サルコシスティス症）．また，終宿主が排出したオーシストで汚染された水や食物を摂取することで，消化管を経て，筋肉内で増殖しサルコシストが形成される筋肉サルコシスティス症では，発熱と筋肉痛の症状があらわれ，数週間程度で寛解する．

→クドア

サルモネラ属菌（ぞくきん） (*Salmonella*)

感染型食中毒菌．家畜（ニワトリ，ブタ），ペット，爬虫類の動物などの多くの動物が保菌している．2,500 種類以上もの血清型が知られている．腸チフス，パラチフスもサルモネラ属菌であり，腸チフス，パラチフスは食中毒毒起因菌であるとともに，感染症の三類感染症である．*S.* Enteritidis は鶏卵, *S.* lnfantis は鶏肉を原因とする食中毒の原因となることが多い．本菌の特徴は，乾燥にきわめて強く長期間生存する．潜伏時間は 6 ～ 72 時間で，腹痛，下痢，おう吐，発熱（38 ～ 40℃）が主症状である．本菌に汚染されている肉や卵を原材料として使用した場合で，卵（加工品を含む），食肉調理品（とくに鶏肉），ウナギやスッポンなどの喫食や取り扱いには注意が必要である．また，ネズミやペット動物を介して食品を汚染する場合がある．

サンガー法（ほう） (Sanger sequencing)

DNA配列の決定方法の原理として2000年代に入るまで科学の世界でもっぱら使われてきた手法． DNA 合成を行う際に，反応液へアデニン（A），チミン（T），グアニン（G），シトシン（C）の 4 つの DNA を構成する塩基の組み込みが正常に行われない仕組みをつくっておく．このような工夫により，A, T, C, G の 4 つの塩基が存在する任意の配列のところで伸張反応がストップする．このような伸張反応のストップは，それぞれの塩基が存在する任意の箇所で起きる．このようにして出来上がった DNA 断片を電気泳動にかけることにより，元々の鋳型 DNA の塩基配列を決定する方法である．2010 年以降，急速に次世代シークエンサーが普及しつつあることにより，サンガー法に基づく DNA 塩基配列決定法の使用は急速に終わりを遂げつつある．

→次世代シークエンサー，DNA

酸化防止剤（さんかぼうしざい） (antioxidant)

酸化による着色や酸化臭の発生を防ぐために食品に添加するもの．油脂類にはジブチルヒドロキシトルエン（BHT），ビタミン E（トコフェロール）などが使用され，皮をむいたリンゴの褐変のような酸化にはビタミン C（L-アスコルビン酸）などが用いられる．また，セージやローズマリーなどの香辛料から抽出した成分も使用される．さらに，食品中の微量金属による酸化の促進を防ぐためにエチレンジアミン四酢酸二ナトリウム（EDTA）などの金属封鎖剤が酸化防止剤として使用され，クエン酸のような金属封鎖作用のあるものは併用されることがある．

酸臭（さんしゅう） (acidic odor)

揮発性の短鎖（低級）脂肪酸（炭長数 6 以下，C_6）の臭い．酢酸はツーンとする強烈な臭い，プロピオン酸はヤギ臭を感じる強い臭い．酪酸はバターの酸敗臭の臭いである．炭素数が増すに従い臭いが薄れ，C_{14} 以上になると無臭になる．

サンプリング (sampling)

食品の製造ロットから，検査に必要な個数の検体を無作為に抜き取ること．あるいは食品や食材の一部を，検査用試料として採取することである．サンプリングは，滅菌した器具や容器を用いて無菌的に行う．食品や食材の特性を損なわないように，冷蔵や冷凍して保存・運搬する．たとえ同一ロットの食品であっても，汚染微生物は均一に分布しているとは限らない．サンプリングの方法は，正確な検査結果を得るための重要な要因の一つである．

→サンプリングプラン，無菌操作

サンプリングプラン (sampling plan)

国際食品微生物規格委員会が提唱している，食品ロットの安全性や品質を科学的に評価する手法．サンプリングプランでは，検査に供するサンプル数（n），不合格品の許容数（c），合格基準値（m），条件付き合格基準値（M）で食品の微生物基準を規定している．n，c，m，M の数値を変動させることにより，リスクの程度に応じた基準の作成が可能である．微生物のリスクが高い場合には n 数が多くなり，（c = 0，m = 検出せず）のような二階級法になる．微生物のリスクが低い場合，m を超える食品であっても，c が M 内であれば条件付き合格となる．このような，比較的緩やかなサンプリングプランは三階級法とよばれる．　→サンプリング

産膜酵母（さんまくこうぼ）　(membrane-forming yeast)

食品材料および製品の表面に膜が張るように増殖する *Candida*，*Debaryomyces*，*Pichia*，*Saccharomyces* などの酵母．漬物やワインなどで膜が形成されると外観だけではなく，風味の低下，不快臭を引き起こす．　→酵母による腐敗・変敗

酸味料（さんみりょう）　(acid)

食品に酸味を与える目的で使用される食品添加物や食品素材．クエン酸，コハク酸，二酸化炭素，氷酢酸，リン酸などがある．酸味料に該当する食品添加物は pH 調整や日持向上の目的にも使用される．

次亜塩素酸ナトリウム（じあえんそさん）　(sodium hypochlorite)

化学式 NaClO．漂白・殺菌料．有効塩素 4%以上を含む無～淡緑黄色の液体で塩素のにおいがする．最も広く用いられている塩素系殺菌消毒剤であり，飲料水，果実，野菜の殺菌から各種食品製造施設，装置，その他の消毒殺菌に用いられる．漂白効果も強い．ゴマには使用できない．

ジアルジア　(*Giardia*)

ランブルべん毛虫ともよばれる原虫．汚染された食べ物や水を介して経口感染，寄生することでジアルジア症を引き起こす．本症は輸入感染症である．感染しても無症状や一過性の水様性下痢などの軽症例が多い．まれに胆管炎などを起こすことがある．

GFSI　(Global Food Safety Initiative : GFSI)

世界食品安全イニシアチブの略．GFSI は 2000 年に小売業, 製造業，食品サービス業，認定・認証機関，食品の安全に関する国際

機関が参加し設立された．多種の団体がHACCPを基礎とした食品安全に関する資格を発行しているが，GFSIに認められた団体の規格であれば，同等レベルの食品安全性が担保されていると認められる．
→ハサップ

cfu → コロニー形成単位

GC値（ち） (GC content)

DNAを構成する4つの塩基の中でグアニン（G）とシトシン（C）の占める割合．生物のDNAの配列はアデニン（A）とチミン（T），グアニン（G）とシトシン（C）の4つの塩基により構成される．2本鎖のDNAでは互いにAT対が2つの水素結合を形成する．これに対し，GC対は3つの水素結合を形成する．そのため，GC含有量が大きい配列では2本鎖のDNAは熱変性などにより解離しにくくなる．GC含量はDNAの熱安定性だけではなく，微生物の分類の一つの指標としても用いられる．
→DNA

Ct値（ち）［Cq値］ (threshold cycle, Ct value)

リアルタイム定量PCR増幅での蛍光値の上昇をモニタリングする際におけるある一定の蛍光値に到達するまでのサイクル数のこと．Cq値ともいう．このサイクル数が短ければ短いほど元々存在していた標的のDNAの量が多いことを意味する．リアルタイム定量PCRにおいてCt値と元々の標的DNAの量とのあいだには直線関係が認められる．このようにして得られた検量直線を基に元々のDNAの量を測定することが可能となる．
→リアルタイム定量PCR法

紫外線殺菌（しがいせんさっきん） (ultraviolet ray sterilization)

紫外線は電磁波の一種で，可視光線の紫色の外側の波長域にある．紫外線は長波長側からUV-A，B，Cと3つに分けられるが，紫外線殺菌は波長領域が100～280nmであるUV-Cによる作用である．紫外線の殺菌メカニズムは，基本的には紫外線が微生物のDNAに吸収され，化学変化を起こし，遺伝子に損傷を与え修復機能を失わせることによると考えられている．食品製造においては広く用いられ，容器包材の表面殺菌や液糖タンクなどの気液・結露部の殺菌，流体殺菌として製造用水の殺菌などに適用されている．グラム陰性菌，胞子を含むグラム陽性菌，カビ・酵母に対して幅広い殺菌効果を有するが，黒カビには効果を示さない．

シガ毒素 (Shiga toxin)

赤痢菌（志賀赤痢菌，*Shigella dysenteriae*）が産生し，菌体外に分泌する外毒素である．腸管出血性大腸菌も産生する外毒素で，志賀毒素1はベロ毒素1（VT1）と同様である． →ベロ毒素

磁気ビーズ法 (magnetic beads)

磁石を用いて微生物そのものよりDNAを効率的に生成する方法．食品微生物学でも主にPCR法のために標的微生物のDNAを生成する際に用いる．通常微細な磁石のビーズを用いる．この磁石のビーズにDNAを吸着させた上で，微生物細胞破砕懸濁液を洗浄，除去することによりDNAだけを効率的に濃縮することが可能となる．とくに食品微生物学分野では，食品由来のPCR阻害物質などの影響が想定できる場合などに有効である．

次世代シークエンサー (next-generation DNA sequencer)

従来のサンガー法とは異なる原理による大規模な遺伝子配列の決定方法．遺伝子配列の決定については1990年代初頭から2005年頃まではもっぱらサンガー法によって行われていた．次世代シークエンサーの原理は様々であるが，基本的には対象とするゲノムを制限酵素で100塩基から300塩基程度に切断する．これらすべての断片を1つの反応系の中で一斉に同時反応を行う．サンガー法の100倍から1,000倍以上の時間的スピードで，またコストも100分の1から1,000分の1以下のコストで一挙に塩基配列の決定が可能である．食品微生物学分野においても，2010年以降，広く用いられはじめている． →サンガー法

湿熱滅菌 (germicide by moist heat)

微生物の加熱殺菌法を水分の有無により分けた場合，乾熱滅菌と区別される殺菌法．通常，乾熱滅菌に比べ数十℃低く短時間で殺菌できる．オートクレーブ滅菌（高圧蒸気滅菌）は湿熱滅菌法の一つ．加工食品の加熱殺菌では，缶詰食品やレトルト食品の殺菌は通常レトルト釜で行われるが，熱水や蒸気による湿熱条件で加熱処理される． →乾熱滅菌，高圧蒸気滅菌

シトリニン (citrinin)

Penicillium citrinum などが産生するカビ毒で，黄変米毒の一つ．動物実験の結果，腎毒性を有する．他のカビ毒オクラトキシンAと共汚染した場合には相乗的に腎毒性が高くなる．日本では着色料

として用いられるベニコウジ色素（モナスカス色素）に，シトリニン含有濃度が 0.2 μg/g 以下と設定されている．ヨーロッパでは健康食品として摂取される紅麹関連のサプリメントに対して規制が設定されている（2,000 μg/kg）．

子のう菌類（しのうきんるい） (*Ascomycetes*)

真菌類の中で 70%以上を占めるとされている分類群の一つ．酵母，糸状菌（アオカビ，コウジカビ，アカパンカビ）や，一部のキノコが存在する．形態的な特徴として，微小な子のうを形成しその中に減数分裂（染色体数が分裂前の半分になること）によって胞子をつくる．

シモンズクエン酸培地（さんばいち） (Simmons citrate agar)

クエン酸塩利用能試験に用いられる鑑別培地．クエン酸ナトリウム 2 g，硫酸マグネシウム 0.2 g，塩化ナトリウム 5 g，リン酸二カリウム 1 g, リン酸一アンモニウム 1g, ブロムチモールブルー 0.024 g，カンテン 15 g，精製水 1,000 mL，pH 6.7 ± 0.2．ペプトンが加えられていない合成培地．クエン酸ナトリウムを炭素源として利用の有無を確認する．多くの大腸菌群は，クエン酸塩を利用できるが，大腸菌は利用できない．IMViC テストに用いる．

→ IMViC テスト

斜面培地（しゃめんばいち） (slant)

試験管に培地を分注し，試験管を斜めにして長い斜面に固めた培地．短期的な菌株の保存，性状試験に用いられる．

種（しゅ） (species)

生物の階層的分類体系における属（genus）のすぐ下の階級のこと．二命名法（属名＋種形容語）であらわされる分類群．有性生殖を行う生物では，交配の有無で，種の識別が行われるが，分裂により増殖する微生物の分類においては遺伝子の相同性および表現形質の差異に基づき種レベルの識別が行われる．細菌の分類においては 16S リボソーム RNA 遺伝子の塩基配列が 97%以上の相同性をもつと同種である可能性が高く，DNA 交雑実験で 70%以上の相同性が認められれば同種とみなされる．

重合リン酸塩（じゅうごうりんさんえん） (polyphosphate)

いくつかのリン酸から水が取れて結合して重合したもの（縮合重

合）．ピロリン酸塩（2分子のリン酸），メタリン酸塩（3分子以上）がある．主な用途としては，冷凍すり身の安定化，食肉製品の弾力・保水力の増強，および色・フレーバーの改善，酸化防止作用，金属キレート剤，乳製品のタンパク質分散剤，微生物制御助剤などがある．

従属栄養細菌（じゅうぞくえいようさいきん） (heterotrophic bacterium)

増殖に必要な炭素を得るために，糖，脂肪酸，アミノ酸などの有機化合物を細胞外から取り入れ栄養としている細菌のこと．有機炭素化合物を必要としない独立栄養細菌の対義語．従属栄養細菌のうち，エネルギー源として光を利用し，主な炭素源として有機化合物を使用する光合成従属栄養細菌と化学物質をエネルギー源とし，有機化合物を主要な炭素源とする化学合成従属栄養細菌に大別される．一般に，食品，糞便，医療現場などでみられる従属栄養細菌は後者に属し，有機物濃度が豊富な培地で増殖する．地球の生態系においては，食物連鎖における消費者または分解者である．

シュードモナス (*Pseudomonas*)

ガンマプロテオバクテリアに属し，グラム陰性の極在性のべん毛をもつ好気性運動性桿菌のこと．水圏，土壌，植物，動物など自然界に広く分布し，160以上の細菌種で構成される菌群．緑膿菌（*P. aeruginosa*）はヒトの化膿巣，耳や鼻の病原菌として知られ，本属の基準種である．一部の種は水溶性の蛍光色素をつくるため，蛍光菌とよばれていたこともある．肉，魚，野菜，牛乳などの生鮮食品の代表的な腐敗細菌で，低温で増殖する種も多く，タンパク質・油脂を分解する活性も強い．また，植物に対する病原菌種として重要である．

周毛（しゅうもう） (peripheric flagella)

細胞表面の多くの場所にべん毛がついている状態．運動性に関与しない線毛とは役割・構造などの面で異なる．べん毛の有無，本数，付着部位は菌種によって異なるため，細菌の分類で重要な形質である．周毛は腸内細菌科細菌に特徴的な形質である．培養条件によって周毛の有無は変化する．

→極毛，べん毛

手指衛生（しゅしえいせい） (hand hygiene)

食品衛生の分野においては，食品製造や調理の際に当事者が適切なタイミング，適切な頻度で石けんと流水で手洗いをし，その後にアルコールなどの適切な薬剤で消毒を行う行為をいう．ヒトは食品に対する微生物の汚染源としてとくに注意が必要であり，食品衛生の基本は手洗いにあるとされる．手洗いマニュアルやポスターが国・地方自治体および衛生管理関連企業からほぼ同じ内容で示されているが，中途半端な手洗いでは手洗い後の手指菌数が逆に増えることもあるため，正しい手洗いが重要である．

出芽（しゅつが） (budding)

親細胞から娘細胞が形成され，娘細胞が成長して独立した細胞になる増殖方法をいう．無性生殖による増殖形態の一つ．菌類では，酵母や分生子形成細胞の一部で行われている．パン酵母（*Saccharomyces cerevisiae*）は一つの親細胞から多極性出芽をする．

純粋培養（じゅんすいばいよう） (pure culture)

純粋分離した単一微生物株を培養すること，または培養したもの．

純粋分離（じゅんすいぶんり） (isolation)

複数種類の微生物が含まれる試料から単一種の微生物だけを取り出すこと．一般にはごく少量の試料を寒天平板上に画線培養をして得られたコロニーを釣菌して行う．

使用基準（しようきじゅん） (criteria for use of food additives)

食品添加物を使用する条件を定めた規定．使用してよい食品，使用する限度量や残存限度量のほか，使用した食品添加物を中和，除去するなどの後処理条件などが定められる．食品添加物は各種食品に使われた場合も，その残存量の総計値がADI値より少なくなるように定められている．安全性に問題のないアミノ酸類，酸味料，pH調整剤に使われる有機酸などは，使用基準のないものも多くある．

商業的無菌（しょうぎょうてきむきん） (commercial sterility)

殺菌工程における完全な殺滅は不可能であるが，食品の物性や流通・保管上の諸条件との組み合わせにより，微量に生残している当該菌の増殖を抑制できれば良しとする考え方．例えば，UHT殺菌した牛乳中には，加熱殺菌で生残したごく微量の細菌胞子が存在するが，その後の流通・販売・保管時において低温管理を行えば，当該胞子の発芽・増殖を抑制でき，商業的無菌を有しているとみなされる.

常在菌（じょうざいきん） (indigenous bacterium)

動植物の表面や器官，土壌など特定の環境に存在する微生物のうち，通常は（長時間）存在するもの．その多くは環境や宿主に対して一定の役割を担っている．動植物の種類，部位，年齢や物理・化学的要因によって構成菌は変動する．　→腸内細菌

消毒（しょうどく） (disinfection)

病原菌，とくに伝染病菌の殺滅を行う物理的または化学的な手段を指し，医療現場で呼称されることが多い．前者の例としては①流通蒸気法，②煮沸法，③間歇法，④紫外線法がある．後者の例としては，次亜塩素酸ナトリウム，アルコール（エタノールなど），第四級アンモニウム塩（塩化ベンザルコニウム）などによる方法がある．消毒ではすべての微生物を殺滅することはできず，例えば細菌胞子は不活性化できない．

消費期限（しょうひきげん） (expiration date)

長期間保存できない食品の食用可能な期限．定められた方法により保存した場合において，安全性に問題がないと認められる期限を年月日で示し，必要に応じて時間を付記する．食品メーカーが指定した方法で貯蔵した場合，おおよそ5日以内の短期間に品質の劣化が生じる食品は，その期間内に消費するよう消費者に注意を促すために消費期限を表示する．豆腐，弁当，パン，生麺，ケーキなどのようなものが該当する．

小胞体（しょうほうたい） (endoplasmic reticulum)

酵母やカビなどの真核生物がもつ，タンパク質の合成や修飾，脂質などの合成の場．タンパク質の合成が行われる小胞体にはタンパク質合成装置であるリボソームが多数付着して粗い表面となっており（粗面小胞体），脂質の合成を行う小胞体はリボソームが表面に付着しておらず滑らかになっている（滑面小胞体）．細胞外，細胞表層や，細胞小器官へ送り届けられるタンパク質は，粗面小胞体の表面に結合したリボソームによって小胞体内部に送り出されながら合成され，小胞体の中で糖鎖が結合する修飾などを受け，輸送小胞とよばれる小さなコンパートメントに取り込まれてゴルジ体へと運搬される．滑面小胞体で合成された脂質も，同様に輸送されて細胞膜や細胞小器官の膜などをつくる成分になる．

→細胞小器官，リボソーム

賞味期限（しょうみきげん） (best-before)

5 日間を超えて長期に保管・貯蔵できる加工食品の品質が保持される期限．定められた方法により保存した場合において，色やにおい，味などの品質の保持が十分可能である期限を年月日で示す．賞味期限を過ぎたからといって，直ちに食用に適さなくなるものではない．スナック菓子，カップ麺，チーズ，缶詰，ペットボトル飲料などのようなものが該当する．

除菌（じょきん） (removal of microorganisms)

食品，食品の取り扱い場所，試験器具および試薬を汚染する細菌，カビ・酵母などの微生物を，フィルターや遠心分離などの物理的な手法により取り除くこと．「増殖可能な菌を対象物から有効数減少させる」という意味で，商業的に洗剤や漂白剤などの性能表示にも使用されている．

食材検査（しょくざいけんさ） (testing of ingredients)

食品の原材料となる魚介類，肉類，野菜などの検査．食材は，それらが生育した環境などから，食中毒微生物を含む多様な微生物の汚染を受けることは免れない．食材の特性に応じて，大腸菌や腸内細菌科菌群のような衛生指標細菌，あるいは食中毒微生物の検査も必要となる．生の食材の場合，検査結果が得られる前に，調理加工される可能性があるので，定期的な検査で安全性を担保するのが現実的である． →衛生指標菌，細菌性食中毒

食中毒（しょくちゅうどく） (foodborne disease)

食物を食べて毒に中（あたる）るというのが食中毒の語源である．一般的には“食あたり”ともいわれている．食品衛生法では，「食品，添加物，器具もしくは容器包装に起因した健康被害」と定義されている．健康被害の程度は，原因となった病因物質により多様である．一般的な症状は，下痢，腹痛，おう吐，発熱などの急性胃腸炎である．重症の場合には血便，高熱，ショック症状，意識障害が現れることもある．食中毒のおもな原因は，細菌，ウイルス，原虫のような微生物性のものである．自然毒（動物性，植物性）や化学物質（農薬，有害金属など）によるものもある．アルコール中毒や食物アレルギーは，食中毒の取り扱いを受けない．

→感染型食中毒，毒素型食中毒

しょくちゅうどくとうけい
食中毒統計 (statistics of foodborne disease)

食中毒の発生状況を把握・解明する目的で，国や自治体がまとめる統計資料．食中毒を診断した医師は，24 時間以内に所轄の保健所に届ける義務がある．食中毒事件を調査した都道府県などは，原因施設などの所在地と名称，発病年月日，原因食品名，病因物質，患者数と死者数などを「食中毒事件票」にまとめる．この事件票を基にして，厚生労働省は全国の食中毒統計を作成する．　→食中毒

しょくにく　ふはい　へんぱい
食肉の腐敗・変敗 (spoilage of meat)

加工処理中の食肉に腸内容物や環境に存在する微生物が付着し，増殖した場合，腐敗・変敗が生じる．冷蔵中に腐敗した精肉中からは *Pseudomonas*，*Moraxella*，*Acinetobacter*，腸内細菌科などのグラム陰性菌，*Lactobacillus*，*Carnobacterium*，*Leuconostoc* などの乳酸菌が分離される．好気性菌が増殖した場合，官能的に食用不可とされるのは 10^7 ～ 10^8 cfu/g に達したときで，生成されるタンパク質由来のアンモニア，アミン類，硫黄化合物などが腐敗臭を放つ．好気性菌を抑制するためガス置換包装され酸素分圧が低くなった場合，乳酸菌による腐敗・変敗が起こり，異味，酸臭，ネトなどの原因となる．　→酸臭，ネト

しょくひん
食品 GLP (good laboratory practice in food)

検査部門や信頼性確保部門などで構成される，食品検査の信頼性を確保するためのシステム．検査部門では,標準作業手順書（SOP）を定め，それらを遵守した検査を実施する．SOP とは，機械や器具，試薬，検査手順，検査結果の処理などの文書化された管理手順である．信頼性確保部門では，検査業務が SOP を遵守して実施されていることを，記録により確認する．検査担当者の技能水準を確保し，検査精度を適正に保つための精度管理も行う．必要であれば文書により改善を求める．　→検体

しょくひんえいせいほう
食品衛生法 (food sanitation law)

食品の安全性を確保するために，飲食により発生する衛生上の危害防止を目的とした法律．飲食物だけではなく，食品に関係する添加物，食器・調理具などの器具，容器包装までもが対象になっている．食品衛生法の対象外となるものは，医薬品や医薬部外品，家庭内で調理する食品，個人輸入品のみである．食品衛生法では，腐敗や変敗しているもの，有毒物質が含まれているもの，病原微生物に汚染されているもの，不潔，異物の混入しているものの販売や加工

が禁止されている．食品衛生法の規制や措置の内容は，食品の内容表示，飲食店などの営業許可と停止，食中毒に関する調査・報告，食品衛生監視員による食品の強制収去など多岐にわたる．

→規格と基準，食中毒

食品添加物（しょくひんてんかぶつ） (food additives)

食品衛生法では，「添加物とは，食品の製造過程で又は食品の加工，保存の目的で，食品に添加，混和，浸潤，その他の方法で使用するものをいう.」と定義されている．食品の原料以外のすべてのものを指している．甘味料，保存料，着色料のほか，酸，アルカリ剤や溶剤，ろ過助剤など食品の製造過程で使用される物や最終食品に残存していないものも多い．食品添加物はすべて国により審査されて指定されたものが原則である．食品添加物の定義は国際的にもほとんど同じであるが，食習慣の違いなどから，国により，分類，品目や規制方法に幾分の差異はある．

ショ糖脂肪酸エステル（とうしぼうさん） (sucrose esters of fatty acids)

ショ糖と食用油脂を分解して得られた脂肪酸とのエステルであり，乳化剤の一種．親油性から親水性の強いものまで様々なものがあり，コーヒークリームなどの乳製品，マーガリン，チョコレート，ケーキ類に使用され，香料などの可溶化剤，でんぷん食品の老化防止や，コーヒー飲料の抗菌剤まで，広く用いられる．

しらこたん白抽出物（ぱくちゅうしゅつぶつ） (milt protein)

サケやニシンなどの魚類の精巣（しらこ）に存在するタンパク質．塩基性アミノ酸であるアルギニンを多く含むプロタミンが主成分である．熱に比較的安定で，耐熱性胞子形成細菌に対して静菌性があり，食品保存料として水産練り製品，クリーム類，蒸し中華麺などに使用される．

真核生物（しんかくせいぶつ） (eukaryote)

遺伝子（ゲノムDNA）が核膜に包まれた核をもち，さらにミトコンドリアなどの細胞小器官を有する細胞をもつ生物の総称．ドメインは真核生物で，真正細菌および古細菌を除く全生物がこれに該当する．カビ・酵母は真核生物である． →原核生物

真菌（しんきん） (eumycetes/fungus [複 : fungi])

真菌類とは，葉緑素などの光合成色素をもたない真核生物で，有

機物を体表から吸収する生物．単細胞生物である酵母から多細胞生物である糸状体（カビ）までを含む．環境に伴い，酵母体または菌糸体の二相性を示す菌もある．菌糸には固体や液体から栄養を吸収する基底菌糸と空中から吸収する気生菌糸が存在する．菌糸が集まり子実体を形成するキノコも真菌の一種である．菌糸は，隔壁をもつ担子菌，子のう菌と隔壁をもたない接合菌に分類できる．生殖は無性生殖と有性生殖の両者が行われる．無性生殖の場合，植物体に生じる生殖細胞は胞子である．

真菌中毒症（しんきんちゅうどくしょう） (mycotoxicosis)

カビ毒の摂取による食中毒であり，マイコトキシコーシスともいう．ヒトにおいては，古くはライムギに寄生した麦角菌の産生する麦角アルカロイドによる中毒（アントニウスの火）から，アフラトキシンの大量摂取による肝障害，黄疸（アフラトキシコーシス），慢性摂取による肝臓がん，赤カビ病（フザリウム菌が感染した麦を摂取することで起こる下痢おう吐（赤カビ中毒）などがよく知られている．産業動物では，アフラトキシン発見のきっかけとなったイギリスでの七面鳥X病，ゼアラレノン汚染飼料による発情性症候群，パツリン汚染飼料による牛のパツリン中毒症などがある．

真空包装（しんくうほうそう） (vaccum packaging)

通気性のない包装容器に詰め，容器内の空気を除去した状態で密封すること．真空包装に用いるプラスチックフィルムにはガスバリアーを高くするため，ポリエチレンテレフタレート（PET），ポリエチレン（PE），アルミ箔などを使用した複合（ラミネート）フィルムが使用される．酸化防止，好気性腐敗細菌およびカビ類の増殖抑制によるシェルフライフの延長に効果があるが，通性嫌気性菌，嫌気性菌には効果がない．

→ガス置換包装

真正細菌（しんせいさいきん） (bacterium)

原核細胞を有する真正細菌ドメインに属する単細胞生物の総称．一般的に細菌とよばれるもの，およびラン藻，放線菌が該当する．古細菌はこれに含まれない．核膜，細胞小器官をもたず，真核細胞に比べ単純な構造である．地球上のほぼすべての環境に生息している．一般に細胞壁を有し，単純な2分裂による増殖を行う．大きさは0.5～5 μmのものがほとんどで，形状は桿状（桿菌），球状（球菌），らせん状（らせん菌）などを示す．独立栄養，従属栄養，寄生性など栄養の獲得方法は多様である．病原性を示すもの，発酵食品などに使用されるもの，抗生物質を生産するものなど，人とかかわりのある種も多い．環境においては動植物の死体などの分解者として重要である．
→古細胞

伸長反応（しんちょうはんのう） (extension)

PCR 反応において鋳型 DNA に結合したプライマーから DNA ポリメラーゼにより目的の DNA 断片を伸長させていく反応．伸長反応行うためにはマイクロチューブの中に A（アデニン），T（チミン），C（シトシン），G（グアニン）の 4 種類のヌクレオチドを添加しておく．
→ PCR 法

シンナー臭（しゅう） (thinner-like odor)

酵母がエタノールから生成する酢酸エチルなどによるシンナー様の臭気．とくに *Wickerhamomyces anomalus*（別名 *Pichia anomala*）による酢酸エチル生成は極めて早い．エタノールを含有しない食品でも，汚染した酵母自らのアルコール発酵に続きシンナー臭が発生することがある．
→酵母による腐敗・変敗

水分活性（すいぶんかっせい） (water activity : Aw)

食品中の水分には食品成分と結合している結合水と結合していない自由水があり，水分活性（*Aw*）とは全水分に対する自由水の割合である．結合水が多いほど水蒸気圧が低下するため，ある食品の水蒸気圧を p，純水の水蒸気圧を p_0 とすると，$Aw=p/p_0$ と示すことができる．*Aw* が低下すると微生物の増殖が悪くなる．一般の細菌類の増殖可能最低 *Aw* は 0.90，一般の酵母で 0.88，カビ類で 0.80 程度であるが，好塩性菌，好乾菌はさらに低い *Aw* で増殖可能である．
→ハードルテクノロジー

水平伝播（すいへいでんぱ） (horizontal transfer)

異なる種の遺伝情報（DNA）が別の細菌に移っていく現象．一般的に生物は，長い進化の過程で少しずつ DNA の配列が変化して異なる形質をもつ姿へと変化をしていく．しかし微生物の世界においては，長い進化の過程を経ず，短時間で，一気に形質が変化することがある．この原因として，プラズミドなどにコードされた遺伝情報が細菌の接合などによりそっくり移動してしまうことが原因である．

スーパーオキシドディスムターゼ　(superoxide dismutase : SOD)

生体に対して有害な作用を示すスーパーオキシドアニオン（O_2^-）を分解する抗酸化酵素の一種，$2O_2^- + 2H^+ \rightarrow H_2O_2 + O_2$ の反応を触媒する．好気性の生物では酸素呼吸の過程で，極めて反応性が高く細胞に損傷を与えるスーパーオキシドアニオンが生成されるが，これを SOD が過酸化水素と酸素に分解する．その結果生じた H_2O_2 も有害であるが，これはカタラーゼまたはペルオキシダーゼによって水と酸素に分解される．したがって，好気性菌はふつう SOD を有し，同時にカタラーゼももっている。カタラーゼをもたないが，空気の存在下で生存できる細菌（乳酸菌など）の大部分はペルオキシダーゼを保有している．

スタフィロコッカス　(*Staphylococcus*)

グラム陽性，中温性，好気代謝系を有する通性嫌気性の球菌で，哺乳動物の皮膚や体腔などに常在する．ブドウの房状の不規則な集合体を形成して増殖するため *Staphylococcus*（ブドウ球菌）と命名された．本属は 36 菌種で構成され，基準種は食中毒細菌である *S. aureus*（黄色ブドウ球菌）である．表皮性ブドウ球菌（*S. epidermidis*）も人の常在菌であり，しばしば日和見感染を引き起こす．多くの菌種において耐塩性があり食塩濃度 10%でも増殖し，また，カタラーゼ陽性であるため乳酸球菌と区別できる．オキシダーゼは陰性である．血漿を凝固させるコアグラーゼを産生するか否かでヒトに対する病原性が決まる．薬剤耐性を獲得した *S. aureus*（MRSA）は院内感染により劇症性の感染症を引き起こすため，医療現場ではとくに注意が必要である．

→コアグラーゼ試験，オキシダーゼ試験，黄色ブドウ球菌試験法

スタンプ法（ほう）　(agar stamp method)

表面付着菌測定法の一つで，目的に応じた寒天培地を検査したい部分に直接接触させ，表面付着菌を写し取り捕捉する．培養後，増殖したコロニーを接触面積あたりの菌数とする．操作が簡便で，複数個所検査するのに便利である．

→環境検査

ステリグマトシスチン　(sterigmatocystin)

Aspergillus 属真菌が産生するカビ毒．アフラトキシン B_1 の中間体構造をもつカビ毒．遺伝毒性があり，発がん性はアフラトキシン B_1 の約 1/250 といわれている．*Aspergillus versicolor*, *A. nidulans* が主な産生菌で，長期貯蔵米や硬質チーズなどの汚染が報告され

ている.

ストマッカー (Stomacher)

食品などを粉砕・均質化し，そこに含まれている細菌を抽出するための電動機器．検体から分取した試料を滅菌ストマッカー袋に秤量し，滅菌生理食塩水や滅菌ペプトン加生理食塩水などの希釈液を加える．これをストマッカーにセットすると，パドルが前後に動くことにより試料が均質化される．生菌数を測定する際には，細菌コロニーと区別し難い食品残渣を除去する目的で，フィルター付きストマッカー袋が利用されている． →食材検査

ゼアラレノン (zearalenon)

Fusarium 属の産生するフザリウム毒素の一つ．化学構造が女性発情ホルモンであるエストロジェンに類似しているので，同様のホルモン様作用を示す．環境ホルモンなどの内分泌かく乱物質に分類されている．穀類，豆類などの食品汚染および飼料汚染が報告されている．豚の飼料が汚染されると外陰部肥大などの発情用症状を引き起こし，経済的損失を招くため，農水省では基準値（最大値 1.0 ppm）を設定している．致死毒性はほとんどない．

生菌数（せいきんすう） (viable count)

規格や基準で定められた条件下で測定した，食品などの中の「生きている細菌の数」である．食品衛生法に基づく成分規格では，乳や乳製品と一般食品に対して，生菌数の上限値が定められている．一般生菌数とよばれることも多い． →一般生菌数

制限酵素（せいげんこうそ） (restriction enzyme)

DNA を切断する酵素．もともとは，外から入ってきた遺伝子（ウイルス遺伝子を含む）を切断して，細胞内において外来遺伝子を不要なものとして排除するために生物が有している場合が多い．しかし，近代の分子生物学の研究分野で遺伝子操作技術が発達すると，制限酵素がそれぞれ決まった場所（特異的な塩基配列部分）で DNA を切断する性質をうまく利用して，遺伝子操作技術において広く用いられている． → DNA

生残菌曲線（せいざんきんきょくせん） (survivor curve)

一定温度における微生物の耐熱性試験結果を示す際に，横軸に加熱時間 t，縦軸に log N（生残菌数 N の常用対数値）をプロットす

ると，両者の間に直線に非常に近い負の相関が得られる．これらのデータを用いて，最小二乗法により回帰式を求めると，$\log N = a + b \times t$（a, b：定数）を得る．この回帰式を生残菌曲線とよぶ．

清浄度（せいじょうど） (cleanliness)

食品製造現場において，各製造エリアにおける空気汚染の程度を浮遊菌数や落下菌数あるいは0.5 μ粒子の塵埃数により測定し，その結果得られる清浄の程度をいう．清浄度は衛生区域分け（ゾーニング）を行う際の基本となる．単に，製造設備・機器，器具類への食物残渣の付着汚れや微生物による汚染の程度を表す場合にも用いられる．

赤変（せきへん） (red discoloration)

天日塩に含まれる高度好塩細菌 *Halobacterium* などが産生する色素により魚類塩蔵品の赤変が生じることがある．食肉やザワークラフトなどでは *Rhodotorula* 酵母のカロテノイドが赤変の原因となる．また腸内細菌科の *Serratia marcescens* による赤変も知られている．

→微生物による変色

赤痢菌（せきりきん） (*Shigella*)

1897年に志賀潔により発見された細菌で，ヒトとサルのみ感染する．血清によりA群（志賀赤痢菌：*Shigella dysenteriae*），B群（*S. flexneri*），C群（*S. boydii*），D群（*S. sonnei*）の4菌種に分類される．赤痢は感染症の三類感染症である．経口感染症で潜伏期間は1～7日（通常4日以内）で下痢，腹痛，発熱を発症する．重症例では粘血便となる．A群，B群は重症化しやすい．日本はD群による患者が8割近くを占め，次はB群で，A群，C群の発生はほとんど無い．同様な症状を示す病原体にアメーバー赤痢があるが一般的に赤痢とよばれているものは細菌性赤痢のことである．

是正措置（ぜせいそち） (corrective action)

HACCPでは許容限界から逸脱した場合に行われる行動で（原則5）である．逸脱したときに製造されていた食品については廃棄，再利用，他の製品への変更などを行うとともに，再発防止の手段を講じる．逸脱内容，逸脱原因ならびにそのときに実施した措置内容などを記録し，後日，検証できるようにしておく．是正措置として行うことは事前に文書化しておくこと．措置という言葉は一時的な対策という意味合いが強いことから，今日では「是正処置」という

こともある.　→ハサップ

世代時間（せだいじかん）　→　分裂時間

接合菌類（せつごうきんるい）　(*Zygomycota*)

白または灰色で空気中に綿毛状，くもの巣上のコロニーをつくる真菌．***Mucor*, *Rizopus*, *Absidia*** などが代表的である．菌糸には隔壁がない．繁殖は無性生殖・有性生殖の両方で行われる．無性生殖では菌糸から胞子のう柄が形成され，その先が膨らんで胞子を貯蔵する．

z 値（ち）　(z value)

D 値の 1/10 または 10 倍の変化に対応する加熱温度の変化をいう．z 値が大きいほど温度上昇による殺菌効果の増加率が小さい，すなわち微生物の耐熱性が強いといえるし，逆に z 値が小さいほど温度上昇による殺菌効果の増加率が大きい，すなわち耐熱性が弱いといえる．　→ D 値

セレウス菌（きん）　(*Bacillus cereus*)

胞子をつくる食中毒細菌で，おう吐型（食品内毒素型）と下痢型（生体内毒素型）の 2 つの型がある．大部分はおう吐型である．土壌や汚水など自然界に多く存在する．おう吐型の潜伏期間は 1 ～ 6 時間で長期保存された米飯などで発生する．原因は食品内で産生されたおう吐毒（セレウリド）である．下痢型の潜伏期間は 8 ～ 16 時間でスープ類など多種の食品で発生する．原因は小腸内で産生された下痢毒（易熱性エンテロトキシン）である．

閃光パルス殺菌（せんこう　さっきん）　(flash pulse sterilization)

希ガス（キセノン）を発光成分とする閃光放電などを瞬間的に発光させ，発生する閃光パルスを微生物に照射して殺菌する方法．殺菌原理は紫外線殺菌と加熱殺菌によると考えられる．適用分野は水，食品表面，容器包装などである．

洗浄（せんじょう）　(cleaning)

製造設備や食品容器，器具類などに付着した微生物の栄養源となり得る食物残渣などを除去すること．洗浄には適切な洗浄剤を使用し，適切な温度，時間で行うことが重要である．洗浄方法としては，手洗浄，定置洗浄（CIP 洗浄），浸漬洗浄，超音波洗浄，高圧

洗浄，発泡洗浄などがあり，目的に応じて使い分けることが肝要である．

選択剤（せんたくざい） (selective substrate)

目的とする微生物を増殖させ，他の微生物の増殖を抑制，阻止するための物質．胆汁酸などの界面活性剤，色素，テレル酸などの無機塩，抗菌剤がある．大腸菌群用の培地には，ブドウ球菌などのグラム陽性菌を抑制する胆汁酸塩，デスオキシコール酸ナトリウム，ブリリアントグリーンが用いられる．カビのみを分離するために細菌を抑制するクロラムフェニコールなどの抗菌物質をポテトデキストロース培地に加えて用いる．

選択培地（せんたくばいち） (selective medium)

選択剤を含有し，目的以外の細菌の増殖を抑制し，目的の細菌を選択的に増殖させる培地．さらに目的とする菌の特殊な生化学的性質を利用してコロニーを特徴ずけるように工夫されている培地もある．大腸菌群用のデスオキシコーレイト培地やブドウ球菌用の卵黄加マンニット食塩培地などがある．

前提条件プログラム（ぜんていじょうけん） (prerequisite program : PRP)

HACCP を導入するために基礎となる管理プログラム．前提条件プログラムを構築，実施した後に，「HACCP 導入のためのガイドライン（7 原則，12 手順）」を行えば HACCP を導入することができる．一般衛生管理プログラムともよばれる．SSOP もこの前提条件プログラムの一部である．

→ハサップ

線毛（せんもう） (pilus [複 : pili])

細菌の細胞表面から外側に伸びる毛状の構造．べん毛と同じくタンパク質でできているが，主に細胞の運動に関わるべん毛と違い，周囲の環境物への付着，他の細胞との接着や，接合による遺伝子の細胞間での受け渡しなど，その他さまざまな役割を負っている．線毛を用いて固体表面上を動く細菌も存在する．線毛のもつ付着性は宿主細胞への接着を可能にするため，病原性などに数多くかかわっている．

→べん毛

総菌数（そうきんすう） (total bacterial count)

乳などの試料を色素で染色し，光学顕微鏡下で細菌を数えて（ブリード法）得られる菌数．細菌の生死は区別できないので，総菌数

とも言われている．生乳や生山羊乳の品質は，ブリード法で測定した細菌数で評価されている．　→一般生菌数，生菌数

増菌培地（ぞうきんばいち）　(selective enrichment medium)

選択剤を含有し，目的菌の菌量が少なく，他の菌が多く混在する場合に，他の菌を抑制して目的とする菌を速やかに増殖させ目的とする菌の分離を容易にするために用いる液体培地．サルモネラ用のラパポートバリシリアディス培地，テトラチオネート培地などがある．

増殖曲線（ぞうしょくきょくせん）　(growth curve)

微生物が培地や食品中で増殖するときの細胞数の変化（増加量）を表したグラフ．一般に縦軸に細胞数の対数を，横軸に培養時間をとり，細胞数を経時的にプロットして作成する．増殖曲線を描くことで対象とする微生物の誘導期（遅滞期），対数増殖期（指数増殖期），定常期（静止期），死滅期などの細胞の状態を知ることができる．　→分裂時間

相同組み換え（そうどうくみかえ）　(homologous recombination)

DNA の塩基配列がよく似た部位（相同部位）で起こる組み換え現象．異なる DNA 分子間で，互いに同じ DNA 配列をもつ領域間で 2 本鎖が形成されることにより発生する．食品微生物学分野では，食中毒細菌などの分子疫学的解析を考えていく場合にとても重要な現象である．なぜならば，細菌の場合，このような相同組み換えが頻繁に起きるからである．とくに細菌の近縁性を評価する際に，相同組み換えにより大量の DNA 配列の相違がたった 1 回の相同組み換え現象で起きている可能性について考慮する必要がある．1 塩基の変異（点変異という）と相同組み換えはいずれも 1 回の変異現象であるが，生じる DNA 配列は大きく異なったものとなるからである．

相同性（そうどうせい）　(homology)

共通の祖先をもつ形質や遺伝子を比較したときの類似性のこと．微生物の同定においては，比較したい生物間の表現形質や遺伝子の塩基配列の相似性を指すことが多い．微生物の遺伝的相同性は DNA 交雑試験，遺伝子の塩基配列比較などで評価される．

属（ぞく） (genus［複：genera］)

生物の階層的分類体系における種（species）のすぐ上の階級のこと．科と種の間に位置し，多くの共通の形質をもった種の集合であるため，微生物叢の解析などは属レベルで行われることが多い．属名は独立した名詞で，文章中では頭文字は大文字で，属名全体を斜体で記載する．

ソルビン酸（さん） (sorbic acid)

化学式 $CH_3C_4H_4COOH$．ナナカマドの未成熟な実から分離され，その後工業的に生産された有機酸の一種で，細菌，カビ，酵母に広く抗菌性を示す．カリウム塩（ソルビン酸カリウム）にして水溶性を高めたものが多くの食品に保存料として使用される．

ダーラム発酵管（はっこうかん） (Durham fermentation tube)

細菌のガス産生能を調べるための小試験管．液体培地中に逆さまに入れておく．菌を接種・培養後，小試験管内にガスがたまるかどうかによってガス産生能がわかる．大腸菌群の試験などに用いられる．

耐塩性細菌（たいえんせいさいきん） (halotolerant bacterium)

非好塩細菌のうち10％以上の食塩存在下でも増殖できるものをいう．耐塩性細菌には球菌種が多く，黄色ブドウ球菌 *Staphylococcus aureus* はその代表的な種で，15％程度の塩分濃度でも増殖する．

→好塩細菌

代謝経路（たいしゃけいろ） (metabolic pathway)

生物がさまざまな化合物の合成，修飾，分解により生体成分を変化させる経路．各代謝経路の物質変換の個々のステップは，通常は各々特異的な反応を行う酵素が担っており，複数の酵素が共同することによって連続的な物質変換の道筋，つまり代謝経路ができ上がる．解糖系やTCA回路をはじめとする中央代謝経路を経てエネルギーが取り出され，またそれらの代謝経路の中間物質から分岐してアミノ酸，脂肪酸，核酸などが合成されるなど，多種の代謝経路が組み合わさって生命活動が維持されている．

大腸菌（だいちょうきん） (*Escherichia coli*)

ヒトや動物の腸内に普通に存在する代表的な細菌で，糞便を介して食品や飲料水を汚染することがある．ほとんどの大腸菌はヒトに無害であるが，その仲間である腸管出血性大腸菌は，非常に危険な食中毒細菌である．食品などから大腸菌が検出されると，糞便由来の赤痢菌やサルモネラなどに汚染された可能性のある食品とみなされる．日本の食品規格では，糞便汚染の指標細菌として，大腸菌ではなく E. coli（糞便系大腸菌群）が使用されている．

→大腸菌群，糞便系大腸菌群試験法

大腸菌群（だいちょうきんぐん） (coliforms)

食品衛生の分野で用いられている用語で，以前は糞便汚染の指標細菌とされていた．近年になり，ヒトや動物の腸管だけでなく，糞便汚染とは無関係な自然環境にも広く分布していることが指摘された．今では食品の加熱調理の有効性や，その後の二次汚染の有無を判断する指標とするのが一般的な考えである．大腸菌群は，乳糖を分解して酸とガスを産生するグラム陰性の無芽胞桿菌と定義されている．これらの性状を確認するには，時間のかかる推定試験，確定試験，完全試験のステップを踏まなければならない．最近では，大腸菌群が特異的に産生する乳糖分解酵素を利用した，酵素基質培地が利用されている．大腸菌群を 1 日で検出できる簡易迅速法である．

→酵素基質，糞便系大腸菌群試験法

大腸菌群の確定試験（だいちょうきんぐんのかくていしけん） (confirm test for coliforms)

BGLB 培地でガスの産生を確認した場合には，白金耳で EMB 寒天培地に画線塗抹する．デソキシコレート寒天培地で発生した大腸菌群様のコロニーは，白金線で釣菌してから，白金耳で EMB 寒天培地に画線塗抹する．EMB 寒天培地を 35℃の恒温槽で 24 時間倒置して培養する．大腸菌群様のコロニーは黒褐色や暗紫赤色の色調になり，金属光沢を伴うこともある．このようなコロニーは，乳糖を分解して酸を産生する可能性があるので，確定試験陽性と判定する．

→大腸菌群

大腸菌群の完全試験（だいちょうきんぐんのかんぜんしけん） (complete test for coliforms)

確定試験で陽性になったコロニーを白金線で釣菌し，LB 培地と普通寒天培地に移植する．LB 培地では，35℃の恒温槽で 24 ～ 48 時間培養後に，ガスと酸の産生があることを確認する．グラム染色には，普通寒天培地で培養した新鮮な菌体を使用する．光学顕微鏡で観察して，グラム陰性（赤色に染まる）で，胞子（芽胞）のない桿菌であることを確認する．上述のすべての条件が満たされれば，完全試験陽性となり，最終的に大腸菌群陽性と判定する．

ダイチョウキン

→大腸菌群

大腸菌群の推定試験 (presumptive test for coliforms)

試料液をデソキシコレート寒天培地で混釈し，固化後に少量の同培地を加えて再度固化させる（重層）．35℃の恒温器で 24 時間倒置して培養し，赤色のコロニーが発生すれば大腸菌群の推定試験陽性とする．寒天培地法に加えて，BGLB 培地あるいは LB 培地で増菌する液体培地法もある．35℃で 24 ～ 48 時間培養後に，ダーラム管内にガスが観察されたものを大腸菌群の推定試験陽性とする．LB 培地は，栄養素の少ない清涼飲料の検査に用いられている．

→大腸菌群

大腸菌試験法 (detection of *Escherichia coli*)

大腸菌群や糞便系大腸菌群陽性と判定された菌株が，IMViC（インビック）テストで，「＋＋－ －」のパターンとなれば大腸菌とする．IMViC 試験法は古くから使われているが，時間と手間がかかるので実用性に乏しい．近年開発された酵素基質培地は，大腸菌が特異的に産生する酵素を利用して，大腸菌コロニーのみを発色させることができる．簡便迅速な酵素基質培地を使用すれば，IMViC 試験のような煩雑な手法を用いなくても，容易に大腸菌を見分けることができる．

→ IMViC テスト，大腸菌群

耐熱性エンテロトキシン (heat-stable enterotoxin)

エンテロトキシンは細菌が産生するタンパク質毒素のうち，腸管に作用する毒素の総称である．その中で耐熱性のものである．毒素原性大腸菌（ETEC），黄色ブドウ球菌などが産生する．ETEC や黄色ブドウ球菌の産生する耐熱性毒素は 100℃，10 分間の加熱で失活しない．

耐熱性カビ (heat resisatant fungus)

70 ～ 80℃で 30 分加熱しても生存するものをいう（一般的な真菌は 70℃，10 分程度で死滅する）．果実のビン，缶詰めなどの低温殺菌だけでは死滅せず，変敗事故の原因となる．主な耐熱性カビとして *Byssochlamys*，*Neosartorya* などの子のう菌が挙げられる．これらの菌は子のう胞子や厚膜胞子，菌核などの耐久組織をもっている．耐熱性は強いもので 95℃で数分の D 値をもつものもある．

耐熱性毒素関連溶血毒　(TDH-related hemolysin : TRH)

耐熱性溶血毒を産生しない腸炎ビブリオによる食中毒が発生した際に，この患者から分離された腸炎ビブリオが産生する毒のことである．耐熱性溶血毒類似毒素ともいわれる．→腸炎ビブリオ

耐熱性微生物　(heat-resistant microorganisms)

比較的高温の熱に耐性をもつ微生物．細菌の場合は胞子形成菌のことで，真菌類では子のう胞子，厚膜胞子，菌核などを形成する菌である．これらの菌は加熱処理後の食品が，増殖可能な温度まで冷却された場合に増殖し，腐敗・変敗を引き起こす．→胞子

耐熱性溶血毒　(thermostable direct hemolysin : TDH)

腸炎ビブリオが産生する主要な毒で，腸管毒性，心臓毒性，溶血活性，細胞致死活性などがある．腸炎ビブリオ食中毒患者から分離される菌の大部分はこの毒を産生する．60℃で加熱した後に常温にすると毒力は無くなるが，95℃などの高温で加熱した後に常温にすると毒力が戻る性質（アレニウス効果）がある．→腸炎ビブリオ

Taqポリメラーゼ　(Taq polymerase)

DNAを伸長するための酵素（DNAポリメラーゼ）．食品微生物を検出する際に用いるPCR法における反応液に加える．ただしPCR法は72℃という高い温度でDNA伸張反応行うため，耐熱細菌から分離したDNAポリメラーゼであるTaqポリメラーゼを用いる．→ PCR法

タックマンPCR法　(TaqMan PCR)

リアルタイム定量PCRが世界で初めて登場したとき（1990年代半ば）用いられたPCR法．当時流行っていたパックマンというゲームになぞらえて命名された．PCR反応においてDNAポリメラーゼが伸長反応を行っていることをモニタリングするために伸長反応の途中に蛍光標識を行ったDNA断片鋳型DNA（TaqManプローブ）に接着させておく．伸長反応が起きる際にこのDNAポリメラーゼは伸長の障害となるプローブを分解する．その結果プローブ上に存在していた蛍光物質が励起光により蛍光を発するようになる．この蛍光量を測定することにより，リアルタイムにPCR反応のモニタリングが可能となる．この原理は現在でも用いられている．

短期毒性試験（たんきどくせいしけん） (subacute toxicity test)

長期毒性試験のための予備試験として行われる試験．食品や食品添加物は，長年の間摂取しても影響がないという長期の毒性が問題になるので，最終的には長期毒性試験などで判断されるが，その前に通常，ラット，マウスなどの実験動物を使い，試験する物質を基礎飼料に混ぜて1～3カ月投与して試験するのが短期毒性試験である．

胆汁酸塩（たんじゅうさんえん） (bile salt)

胆汁中に含まれるステロイド．界面活性剤としての作用ももっている．グラム陽性菌の増殖を抑制し，量が多くなるとグラム陰性菌の増殖に影響する．胆汁酸塩は種類によって選択性に強弱がある．デオキシシコール酸ナトリウム，コール酸ナトリウムなどが一般的に用いられる．

→グラム陰性菌，グラム陽性菌

チアミンラウリル硫酸塩（りゅうさんえん） (thiamine dilaurylsulfate)

吸湿性がなく，水に溶けにくいビタミンB_1の誘導体として開発されたもので，ビタミンB_1とラウリルアルコールの硫酸エステルの塩であり，界面活性作用（乳化作用）がある．ラウリル基に由来する抗菌作用があり，細菌，酵母に対して静菌効果があることから食品の日持向上剤に利用される．

チオグリコレート培地（ばいち） (thioglycollate medium)

好気性菌と嫌気性菌の培養用として考案された培地．チオグリコール酸ナトリウムは培地内の遊離酸素を還元する．空気の接する培地上部は好気性菌や通性嫌気性菌が，試験管底部は嫌気性菌が増殖する．酵母エキス5g，カゼインペプトン15 g，ブドウ糖5 g，塩化ナトリウム2.5 g，L-シスチン0.5g，チオグリコール酸ナトリウム0.5 g，レサズリン0.001 g，カンテン0.75 g，精製水1,000 mL，pH 7.1 ± 0.2．容器包装詰加圧加熱殺菌食品（レトルト食品）の無菌試験に用いる．

チフス菌（きん） (*Salmonella enterica* subsp. *enterica* serovar Typhi)

腸チフスの原因菌である．腸チフスは発展途上国への旅行中または帰国後に発症する．腸チフスはヒトのみ発症し，感染症法の三類感染症に分類される．潜伏期間は通常1～3週間で，38℃以上の高熱が4～6日間持続する．特徴的所見はバラ疹，脾腫，および体温上昇の割に脈拍が上がらない徐脈（不整脈の一種，脈拍60もしくは 50/ 分以下）である．症状がなくなっても長期間保菌・排菌する．

腸炎ビブリオ (*Vibrio parahaemolyticus*)

海水中に生息する細菌で，夏の海水から容易に分離される．耐熱性溶血毒（TDH）または耐熱性毒素関連溶血毒（TRH）を産生する腸炎ビブリオが付着・増殖した魚介類を生食することで食中毒が発症する．夏季の刺身や寿司を食べることで発症することが多い．食中毒の多くは TDH 産生菌で TRH 産生菌によるものは少ない．TDH 産生菌は環境から分離されることは難しく，割合として 0.1%よりも少ない．夏の気温である 37℃近くでは増殖速度が極めて速い（約 10 分間に 1 回分裂）．潜伏期間は 6 ～ 12 時間で激しい腹痛を伴う水様性下痢を主症状とする．おう吐，発熱を伴うことがある．

→耐熱性毒素関連溶血毒，耐熱性溶血毒

腸管凝集付着性大腸菌 (enteroadherent *Escherichia coli* : EAEC)

小腸や大腸の粘膜に付着し，粘液の分泌を促して腸の表面に粘液を含むバイオフィルムを形成する大腸菌である．潜伏期間は不明で粘液を多く含む水様性下痢と腹痛が 2 週間以上継続する．開発途上国の乳幼児下痢症患者から高率に分離される．

腸管出血性大腸菌 (enterohemorrhagic *Escherichia coli* : EHEC)

ベロ毒素を産生する大腸菌である．感染症法の三類感染症に分類される．代表的な血清型は O157，O111，O26 である．反芻動物の腸管内に生息している．発症菌量は 100 個程度と少量である．EHEC 感染症では軽い腹痛や下痢のみで終わるものから激しい腹痛，血便とともに重篤な合併症を起こして死に至るものまである．3 ～ 8 日の潜伏期の後，頻回の水様便，激しい腹痛を伴い，まもなく著しい血便となる．これらの症状のある者の 6 ～ 7%の人が，下痢などの初発症状の数日から 2 週間以内に溶血性尿毒症症候群（HUS）や脳症などの重症合併症を発症する．本菌は 75℃，1 分間の加熱で死滅する．

→ベロ毒素

腸管侵入性大腸菌 (enteroinvasive *Escherichia coli* : EIEC)

赤痢菌に類似した細胞侵入性を保有し，大腸の上皮細胞の中に侵入し，増殖しながら周囲の細胞にも広がり，大腸や直腸に潰瘍性の炎症を起こす大腸菌である．EIEC 感染症は一般に発展途上国や東欧諸国に多く，先進国では比較的まれである．EIEC に汚染された食品・水の摂取で発生するが，ときには「ヒト - ヒト感染」もある．

現在，わが国における EIEC の分離の多くは下痢症状を呈した海外渡航者からである．潜伏期間は 12 ～ 48 時間で，水様性下痢，患者の一部は血便，発熱，腹痛症状を主徴とする．「旅行者下痢症」の原因菌である．

腸管毒素原性大腸菌（ちょうかんどくそげんせいだいちょうきん） (enterotoxigenic *Escherichia coli* : ETEC)

易熱性エンテロトキシン（LT : 60℃，10 分間の加熱で失活）または耐熱性エンテロトキシン（ST : 100℃，30 分間の加熱でも失活されない）のいずれか，または，両方の毒素を産生する大腸菌で，「旅行者下痢症」の代表的な菌である．また，発展途上国では乳幼児下痢症の主な原因菌である．国内でも集団食中毒を起こすことがある．潜伏期間は 12 ～ 72 時間で，激しい水様性下痢を主症状とする．腹痛は比較的軽く，発熱はまれである．

腸管病原性大腸菌（ちょうかんびょうげんせいだいちょうきん） (enteropathogenic *Escherichia coli* : EPEC)

小腸粘膜に密着し，粘膜上皮細胞の微絨毛が破壊される特徴的な病変（attaching and effacing : A/E 障害）をつくる大腸菌である．潜伏期間は 12 ～ 24 時間で，腹痛，おう吐，軽度の発熱が主な症状である．熱帯・亜熱帯における乳幼児下痢症の主要原因菌で，成人には急性胃腸炎を起こす．中南米を中心とした地域の乳幼児胃腸炎の患者から EPEC の検出が多い．EPEC 感染症は成人においても発生する．

長期毒性試験（ちょうきどくせいしけん） (chronic toxicity test)

実験動物の一生涯にわたって連日投与して，その毒性を調べる試験．短期毒性試験結果を基礎として，通常マウスやラットを使い，動物の一生涯（1 年半あるいは 2 年）の間，試験する物質を基礎飼料に混ぜて投与したのち，解剖して各種臓器の変化や組織細胞的検査が行われる．これにより最大無作用量や最少無作用量が求められる．発がん試験も実験動物を一生涯飼育して行われるので，発がん性試験と併せて行われる場合が多い．

腸球菌（ちょうきゅうきん） (*Enterococcous*)

Enterococcus（腸球菌）属に含まれる複数の菌種の総称．ヒトや動物の腸管内に普通に存在する細菌で，健康なヒトには害はない．外界では増殖し難いので，ヒトや動物の糞便で継続的に汚染されない限り，水や土壌などの環境にはほとんど分布していない．腸球菌は大腸菌よりも加熱や冷凍に強いので，糞便汚染の指標としての意

義は大腸菌群よりも高いとされている．殺菌・除菌されていないミネラルウォーターには，腸球菌陰性の成分規格がある．　→大腸菌

釣菌（ちょうきん） (fishing)

滅菌した白金線で，寒天培地上に増殖したコロニーの上層部に軽く触れて，その一部を採取すること．釣菌したごく微量の細菌を増菌培地に移植すると，大量の純培養の細菌を得ることができる．釣菌という用語は，明治期にドイツからもたらされたもので，その手法が魚を釣る動作に似ていることに由来する．

超高温加熱殺菌（ちょうこうおんかねつさっきん） (UHT 殺菌（さっきん）) (ultrahigh-temperature pasteurization)

牛乳の加熱殺菌法として，昭和 32 年（1957 年）にわが国に導入された連続式殺菌法であり，120 ～ 150℃で 1 秒以上 3 秒以内で殺菌する方法である．わが国では冷蔵保蔵される牛乳の殺菌条件は 130℃，2 秒間が主流である．UHT 殺菌により，LTLT 法や HTST 法では殺菌できないセレウス菌などの細菌胞子を殺菌可能である．

→高温短時間殺菌（HTST 殺菌），低温保持殺菌（LTLT 殺菌）

腸内細菌（ちょうないさいきん） (enteric bacterium)

動物の腸管内に生息する微生物の総称．動物の種類（哺乳類，は虫類，魚類など），生息環境（陸棲，水棲など），食性により微生物種は大きく異なる．ヒトの大腸内には嫌気性細菌を中心に 1,000 種類以上，約 10^{14} 個（100 兆個）の細菌が存在しているとされる．腸内細菌は，ビタミンの合成，消化吸収の補助，免疫刺激など宿主に多くの利点を与える反面，一部の細菌による腸内腐敗，細菌毒素や発がん物質産生などの負の要因も指摘されている．

腸内細菌科菌群（ちょうないさいきんかきんぐん） (*Enterobacteriaceae*)

食品衛生学上の用語で，腸内細菌科（分類学的用語）に属する，170 以上の菌種が含まれる一群の細菌という意味である．腸内細菌科菌群は，「ブドウ糖発酵性，オキシダーゼ陰性，通性嫌気性のグラム陰性桿菌」と定義されている．欧州連合では，大腸菌群に代わる衛生指標細菌として，食品の加熱処理工程の有効性の判定などに汎用されている．日本では，生食用食肉の規格に対して，初めて腸内細菌科菌群が採用された．生食用食肉の表面下 1 cm が，60℃で 2 分間以上加熱されたかの指標とされている．主要な腸管系病原菌であるサルモネラ，赤痢菌，エルシニアは，乳糖非発酵性のために大腸菌群には含まれないが，ブドウ糖を発酵するので腸内細菌科菌

群には該当する．　→衛生指標菌，大腸菌群

腸内細菌科菌群試験法（ちょうないさいきんかきんぐんしけんほう）　(detection of *Enterobacteriaceae*)

ストマッカー袋に 25 g の試料を量り取り，これに緩衝ペプトン水 225 mL を加え，1 ～ 2 分間ストマッカーで処理する．37℃で 18 時間培養後に，培養液 1 mL を EE ブイヨン 10 mL に移植し，37℃で 24 時間培養する．EE ブイヨンから採取した 1 白金耳を，VRBG 寒天平板培地に画線塗抹し，37℃で 24 時間倒置して培養する．腸内細菌科菌群を疑わせる，淡紅色～赤色または紫色のコロニーを釣菌して，普通寒天培地と OF 培地に移植する．普通寒天培地に発育したコロニーがオキシダーゼ陰性で，OF 培地でブドウ糖発酵性であることを確認すれば，腸内細菌科菌群陽性と判定する．このような定性試験法以外にも，VRBG 寒天培地による混釈培養法で，腸内細菌科菌群を定量する方法もある．

→ EE ブイヨン，OF 培地，オキシダーゼ試験，VRBG 寒天培地

貯蔵カビ（ちょぞう）　(storage fungus)

農作物，とくに穀類や種実類などの貯蔵期間中に侵入し増殖するカビの総称．一般的なほ場カビの増殖下限水分活性（*Aw*）は 0.80 であるが，貯蔵カビは *Aw* 0.65 ～ 0.75 で増殖可能で，耐乾性カビあるいは好乾性のものが多い．汚染源は貯蔵環境の空気や器具，設備の表面などで，代表的なカビは *Aspergillus*（*Eurotium*）や *Penicillium* である．一旦貯蔵カビが増殖した部分では *Aw* が上昇し，ほ場カビでアフラトキシン生成菌である *A. flavus* などの増殖も可能となるので注意が必要である．

通性嫌気性菌（つうせいけんきせいきん）　→　好気性菌

通電加熱殺菌（つうでんかねつさっきん）　(ohmic heating)

4 個または 7 個の電極間に数千 V，50/60 Hz の三相交流電圧をかけて殺菌対象の食品内に電流を流し，電気エネルギーを熱エネルギーへと変換させることで殺菌を行う方法．電極間の距離は数十 cm，電位勾配は数十 V/cm である．この発熱で常温から 95℃への昇温（⊿T ≒ 70℃）に要する時間は 30 秒程度である．このとき，液相・食品表面および中心部が同時に昇温する．95℃に達した後，ホールディングチューブで保持され，以降の過程は間接加熱殺菌と同一である．加熱原理は伝導加熱とは異なり，適当な電気抵抗を有する食品自体がニクロム線のような働きをして，液体・固体の内

部・表面を問わず内部発熱することにある．固型物入りの食品，例えばフルーツヨーグルトのフルーツソースなどの殺菌に利用されている．

DNA (deoxyribonucleic acid)

デオキシリボ核酸の略．DNA の構造は 2 本の鎖が絡み合った形状（二重らせん）となっており，鎖の線状の部分はリン酸とデオキシリボース（糖の一種）が交互に連なってできている．各デオキシリボースの部分から塩基（アデニン (A)，グアニン (G)，チミン (T)，シトシン (C) のいずれか）が二重らせんの内側に向かって結合しており，もう一方の鎖（相補鎖）の塩基と水素結合でつながっている．アデニンはチミンと，グアニンはシトシンと対をつくる（塩基対という）ため，片方の鎖の塩基配列が決まれば，相補鎖の塩基配列も決定する仕組みになっている．DNA は生命の設計図になっており，DNA 塩基配列が読み取られて RNA が合成され（転写），その後 RNA がタンパク質の設計図として使われる（翻訳）．つまり，生体におけるすべてのタンパク質の設計図は DNA の中に収納されている． → RNA，転写

DNA-DNA ハイブリダイゼーション (DNA-DNA hybridization)

DNA 配列間の類似性を評価する分子生物学的手法．この手法は，食品微生物学分野においては，菌種の同定や検出に用いられる．あらかじめ基盤に特定の微生物の DNA 配列を貼り付けておく．このような基盤にサンプルとなる微生物の抽出 DNA を含んだサンプル液を反応させると，サンプルとなる微生物の DNA と基板に貼り付けてあった DNA が一致すれば両者が結合する．このような結合を行った場合にのみ発色するような仕組みをつくっておき，陽性反応となれば，目的とする微生物陽性となる．

DNA マイクロアレー法（ほう） (DNA microarray)

DNA-DNA ハイブリダイゼーションに基づいて微生物の DNA や RNA の検出を行う方法．DNA マイクロアレー法では数万から数十万に区切られた基板の上に DNA の部分配列を高密度に配置して固定したものを用いる．微生物が発現している大量の RNA を逆転写酵素により DNA に変換し，DNA マイクロアレー法で解析する．これにより，発現している RNA を迅速に，かつ網羅的に知ることができる． →逆転写酵素，DNA-DNA ハイブリダイゼーション

DNA リガーゼ (DNA ligase)

DNA を連結する酵素のこと．生体内では，DNA の複製や修復を担っている．DNA リガーゼを用いて DNA 同士を人工的に連結する作業をライゲーションとよび，遺伝子操作において汎用される技術となっている．この操作では通常，制限酵素とよばれる決まった場所で DNA の鎖を切断する酵素で切断を行い，同じ制限酵素で切断した別の DNA 断片と，DNA リガーゼを用いて連結を行う．

→ DNA

Tm 値(ち) (Tm value)

融解温度と訳され，プライマーが標的配列と 50％の割合で 2 本鎖を形成する温度のこと．PCR 反応においては，熱変性過程で 2 本鎖に解離した標的 DNA がアニーリング過程で再び結合する．この際，標的領域の配列を伸長するための起点となるプライマーも標的 DNA に結合する必要がある．この結合の安定性については，プライマーの DNA 配列の GC 含量が重要となる．PCR 反応におけるプライマーを設計においては Tm 値は重要な要素となる．

TCA 回路(かいろ) (TCA cycle, tricarboxylic acid cycle)

生物のもつ中央代謝経路の一つ．解糖系により生成したピルビン酸がアセチル CoA（アセチル補酵素 A）となり，次いでクエン酸が合成されて TCA 回路（クエン酸回路）に入っていく．アセチル CoA は，TCA 回路の最後の物質であるオキサロ酢酸と反応することでクエン酸となる．この代謝経路は回路状になっており，途中で二酸化炭素，NADH，$FADH_2$，ATP（動物においては GTP）が生産される．生じた NADH と $FADH_2$ は電子伝達系で ATP の合成に使われるため，TCA 回路は微生物から高等生物に至るまでエネルギー生産のための中心的な役割を担っている．ただし，電子伝達系で ATP を生み出すための好気呼吸鎖は酸素の存在下（好気的条件）においてしか作動しないため，嫌気代謝（発酵）を行う細菌や嫌気的条件下における酵母などにおいては本経路は完全な状態では機能しない．偏性嫌気性菌においては，TCA 回路は通常欠如している．

→呼吸，電子伝達系

D 値(ち) (D value, decimal reduction time)

一定温度において，微生物数が 1/10 に減少するのに要する加熱時間（分または秒）．D 値が大きいほど微生物の耐熱性が強いといえるし，逆に D 値が小さいほど耐熱性は弱いといえる．なお，D

値を表わす場合には当該の加熱温度をD_{100}のように右下に小文字で記す（この場合は100℃におけるD値の意味）.

低温細菌（ていおんさいきん） (psychrotrophic bacterium)

0℃以下で増殖できる細菌を低温細菌といい，その中で20℃以上では増殖できないものを好冷細菌 psychrophilic bacterium という．海洋の90%は5℃以下であり，そこに生息する海洋細菌には低温細菌が多い．*Pseudomonas*，*Vibrio*，*Alteromonas* のなかには低温細菌増殖下限が −3℃から −10℃のものもある．なお，食品微生物の分野では冷蔵庫内の温度帯である5～7℃で増殖できる細菌も低温細菌ということがある．

→高温細菌

低温殺菌（ていおんさっきん） (pasteurization)

100℃未満での殺菌のことであり，100℃以上の高温殺菌と区別される．低温殺菌は1866年にパスツールが開発した殺菌法である．パスツールは牛乳やブドウ酒の酸敗が発酵にかかわる微生物（酵母）以外の微生物の汚染によって発生し，汚染微生物が酵母より熱に弱いこと，また，乳酸菌は60℃，20～30分程度で死滅することを発見した．低温殺菌の英語名：pasteurization はパスツールの名前に由来する．

低温保持殺菌（LTLT 殺菌）（ていおんほじさっきん（さっきん））

(low-temperature long-time pasteurization)

わが国で最初に制定された牛乳の加熱殺菌法であり，63℃で30分処理される．生乳由来の酵素は失活し，病原細菌も死滅するが，セレウス菌などの細菌胞子を死滅させることはできない．本法はバッチ式殺菌法であり温度の昇温に15～30分を要することから，現在の牛乳の加熱殺菌法は UHT 殺菌が主流となっている．

→超高温加熱殺菌（UHT 殺菌），バッチ式殺菌

テイコ酸（さん） (teichoic acid)

グラム陽性細菌の細胞壁に含まれる主要な構造の一つで，タイコ酸ともいう．グリセロールリン酸またはリビトールリン酸が連なってできた鎖状の構造をもつ．末端部に脂質構造をもつものもあり，リポテイコ酸（リポタイコ酸）とよばれている．リポテイコ酸は，脂質構造部分を細胞質膜の脂質二重層に埋め込んでおり，膜に結合した状態で存在している．テイコ酸は細胞壁の主成分であるペプチドグリカンとともに構造の保持に貢献するほか，細胞表面における

外界との相互作用にも役割を果たし，他生物に対する病原性などにも深くかかわっていると考えられている．

→グラム陽性菌，ペプチドグリカン

デオキシニバレノール (deoxynivalenol)

Fasarium 属菌が産生するカビ毒の一つで，主に穀類，とくに麦類を汚染する．世界中で最も汚染頻度の高いカビ毒である．急性毒性としては主におう吐を中心とした消化器障害を起こす．第二次世界大戦時の食糧難のときに，汚染した小麦を摂取して全国各地で大規模な食中毒が起こった．慢性毒性としては免疫毒性が実験動物において報告されている．わが国では2002年に小麦玄麦を対象に暫定基準値を，2018年には基準値（1.0 mg/kg）を設定した．

デスオキシコレート培地（ばいち） (desoxycolate agar)

大腸菌群の推定試験に用いられる選択培地．ペプトン 10 g，乳糖 10 g，デスオキシコール酸ナトリウム 1 g，塩化ナトリウム 5 g，リン酸二カリウム 2 g，クエン酸鉄アンモニウム 2 g，中性紅 0.033 g，カンテン 15 g，精製水 1,000 mL，pH 7.3 ± 0.2．大腸菌群は，乳糖を分解して酸を産生し，培地の酸性化で生じたデスオキシコール酸と赤変した中性紅とが結合することでコロニーが混濁した赤色になる．

→大腸菌群の推定試験

テレオモルフ (teleomorph)

接合子・卵胞子・接合胞子・子のう胞子・担子胞子などを形成する有性生殖の形態である．これに対し，無性胞子を生じる時期，すなわち不完全世代の形態をアナモルフという．

電気泳動（でんきえいどう） (electrophoresis)

寒天のゲルや樹脂でできたゲルの中に分離精製したい物質を移動させることにより，その分子量の違いなどによって分別する手法．食品微生物学分野においては，PCR 増幅させた微生物の DNA 断片を電気泳動にかけ，増幅反応が成功しているかどうかを確認するために用いる場合が多い． DNA はマイナスに荷電しているため，プラスの電極に引き寄せられ移動する．移動距離は分子量が大きいほど遅くなる．

電子顕微鏡（でんしけんびきょう） (electron microscope)

光線の代わりに高圧で加速された電子線を用い，磁界や電界により電子線を屈折・集束させて（電子レンズ），蛍光板や写真フィルムに結像させる顕微鏡．観察対象に電子線をあて，それを透過してきた電子を拡大して観察する透過型電子顕微鏡（transmission electron microscope；TEM）と観察対象に電子線を走査しながら照射し，そこから反射してきた電子から得られる像を観察する走査型電子顕微鏡（scanning electron microscope；SEM）に大別される．光学顕微鏡より高倍率で観察できるため，細胞の微細構造やウイルスの観察に使用される．

電子線照射（でんしせんしょうしゃ） (electron irradiation)

発熱を伴わない冷殺菌法であり，α 線や γ 線と同じ粒子線の一種を照射する方法．食品などの殺菌に適用する場合，電子線の加圧電圧の上限は国際的に 10 MeV に設定されており，電子線殺菌に使用する電子線は電子加速器で人工的に発生させる．殺菌のメカニズムは，微生物の DNA 鎖が損傷を受け切断され，増殖能力が失われることにある．わが国では実施例がないが，海外では冷凍食品，食肉の食中毒菌の殺菌，香辛料の殺菌，医療器具の滅菌などに使用されている．

電子伝達系（でんしでんたつけい） (electron transport system, electron transport chain)

酸化還元反応が連続して起こることにより電子の受け渡しが行われる系のことで，通常は生命活動のエネルギー源となる ATP を合成する際に使用される系のことを指す．この ATP 合成系は真核生物ではミトコンドリア内膜に，原核生物では細胞質膜に存在しており，呼吸鎖ともよばれる．呼吸鎖複合体という複数のタンパク質でできた装置を電子が通過するときに，膜を隔てて大きなプロトン濃度（水素イオン濃度）の差（勾配）がつくられ，その電位差を利用して大量の ATP が合成されて生命活動のためのエネルギーとして蓄積される．

→ ATP，呼吸

転写（てんしゃ） (transcription)

DNA 上の塩基配列を読み取って，情報を RNA に移し替える一連の過程のこと．DNA 上の各遺伝子にはプロモーターという転写を開始するための部位が存在しており，ここに RNA 合成酵素が結合して転写が始まり，転写終結部位が現れるまで続く．細菌と真菌（酵母，カビなど）では転写の形式が異なっており，細菌では複数の遺伝子が一分子の伝令 RNA に転写される「オペロン」が存在したり，真菌では一旦合成された RNA の不要部分を切り取って除去する「スプライシング」がしばしば行われる．また，DNA でなく RNA を遺伝の本体とするレトロウイルスのようなものも存在しており，その場合は宿主細胞の中でまず RNA から DNA が合成されるという逆の反応が起こる場合があって，逆転写とよばれている．

→逆転写反応，翻訳

天然添加物（てんねんてんかぶつ） (natural food additive)

動植物などから得られた「化学的合成品以外の食品添加物」．かつては，「化学的合成品の食品添加物」のみが食品添加物として国から安全性が確認されて指定され，使用や表示の規制が行われていた．一方，「化学的合成品以外の食品添加物」は，1989 年に食品への表示が定められるまで規制がない状態であった．1995 年の食品衛生法改正に伴い，添加物はすべて指定を受けることになり，合成添加物とか天然添加物の区別はなくなった．ただ改正法の公布の時点で既に市場にあった天然添加物のうち，天然香料と通常は食品とみなされている添加物を除いたものは，既存添加物として，例外的に指定が免除された．

同定（どうてい） (identification)

未知の微生物が既知のある種と関係しているかどうかを評価すること．微生物を同定するためには，未知の（調べたい）微生物の純粋培養株を得て，基本的な形質を調べ，既存種の形質と比較することが必要となる．分類とは対象となる微生物のもつ特徴に基づき秩序正しく配列することであり，既知の種との関係性を調べる同定とは同義ではない．同定の場合，すでに形質がわかっている既存種との比較になるため，その判断において重みづけされた形質を用いることとなる．これは重みづけされた形質が生物種を識別するうえで有効であることがわかっているからである．微生物の同定は，従来の形態及び生理生化学性状の比較に加え，16S リボゾーム RNA 遺伝子やその他のハウスキーピング遺伝子の塩基配列の相同性および DNA 交雑実験による DNA の相似度の比較に基づき行われる．

毒性試験（どくせいしけん） (toxicity test)

食品，食品添加物，医薬品などを実験動物に投与して調べた結果から，人間が摂取した場合の安全性を評価する試験．安全性の試験には，毒性試験のほかに疫学的調査がある．指定添加物は毒性試験が繰り返し行われて安全性が確かめられている．既存添加物（天然添加物）については，疫学的判断から安全であると考えられてきたが，重要なものから毒性試験が行われている．主な毒性試験には①急性毒性試験，②短期（亜急性）毒性試験，③長期（慢性）毒性試験，④繁殖試験，⑤催奇形性試験，⑥発がん性試験，⑦変異原性試験などがある．

毒素型食中毒（どくそがたしょくちゅうどく） (foodborne intoxication, toxic food poisoning)

細菌が食品内で増殖する過程で産生した毒素を，食品とともに摂取して起こる食中毒である（食品内毒素型）．生きた菌が存在しなくても毒素が存在すれば食中毒が起こる．ブドウ球菌，ボツリヌス菌，おう吐型セレウス菌などが食品中に産生した毒素により発生する．これらの菌により産生される毒素には耐熱性のものと易熱性のものがあり，ブドウ球菌のつくる毒素は耐熱性で，100℃前後の加熱では破壊されないが，ボツリヌス菌の産生する毒素は易熱性で，100℃ではしだいに分解される．毒素型食中毒の特徴として，感染型に比べ，①潜伏期が著しく短い，②発熱しない，③細菌が生存していなくても食中毒が起こるなどがとくに激しいなどがあげられる．

→感染型食中毒

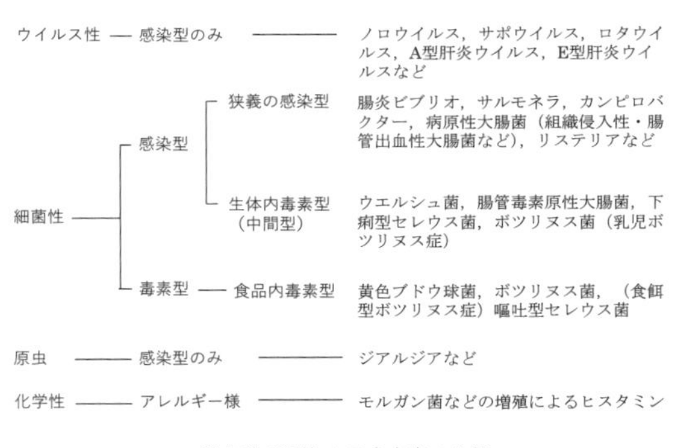

微生物が関与する食中毒の分類

独立栄養細菌（どくりつえいようさいきん） → 従属栄養細菌

ドメイン (domain)

生物分類学における界よりも上の，最も高いランクの階級のこと．リボソームRNAの構造をもとに提唱された．3ドメイン説においては，生物は真核生物ドメイン，真正細菌ドメイン，古細菌ドメインの3つに分けられる．（五界説における原生生物界，菌界，植物界，動物界の 4 つの界は，真核生物ドメインに属する.)

トリコテセン系カビ毒 (trichothecene)

Fasarium 属真菌が産生するトリコテセン骨格構造をもつカビ毒の総称．トリコテセンの生物毒性に寄与する構造は 12, 13 - エポキシ環である．この核の周りの官能基の違いによりタイプ A（T-2 トキシン，HT-2 トキシン，ジアセトキシスカーペノール）およびタイプ B（デオキシニバレノール，ニバレノール）に分けられる．毒性はタイプ A の方が高い．主な急性毒性は，消化器障害，筋肉痛，顆粒球減少，潰瘍や全身の出血などがあり，慢性毒性として IgA 産生異常，免疫毒性がある．きのこのカエンダケに含まれる毒性成分の一つは大環状トリコテセン（ロリジン，ベルカリン，サトラトキシン）であり致死率が高い.

ドリップ (drip)

魚肉や食肉などの解凍の際に流出する液汁．ドリップ量が多いほど，凍結貯蔵中に成長した氷結晶による筋肉微細構造の部分破壊が生じていると考えられ，その流出量はタンパク質の変性による水和力の低下と関係しているため，品質低下の目安となる.

→食肉の腐敗・変敗

トリメチルアミン (trimethylamine)

海産魚介類に特有の腐敗臭成分であり，そのエキス成分であるトリメチルアミンオキシドから，トリメチルアミンオキシド還元酵素をもつ腐敗細菌によって生成される．海産魚ではトリメチルアミン量が 2 ～ 7 mg-N/100g 程度に達すると初期腐敗とみなされる.

→腐敗，変敗

ナイシン (nisin)

発酵乳から分離された *Lactococcus lactis* subsp. *lactis* が産生する 34 個のアミノ酸から成るペプチドであり，バクテリオシンの一種. 50 カ国以上で保存料として使用されており，わが国では洋菓子，食肉製品，チーズ，味噌などの保存料として 2009 年 3 月に指定された．ナイシンには，ナイシン A，ナイシン Z などが知られているが，保存料として使用できるのはナイシン A に限られる.

→バクテリオシン

ナグビブリオ (NAG (non-agglutinable) *Vibrio*)

ナグ（NAG）ビブリオのNAGはnon-agglutinable（凝集しない）の略称で，生化学的性状検査で*V. cholerae*だが，抗血清O1およびO139に凝集しないものをいう．河川，とくに河口付近の食塩濃度が1%前後の場所での検出率が高い．水または魚介類を介して人に感染し，下痢，腹痛などを引き起こす．日本の食中毒発生事例は少数である．海外旅行者や輸入食品から本菌が分離されることもある．

肉エキス（にく） (meat extract)

獣肉の水溶性浸出物を濃縮したもの．増殖因子，塩類，糖，アミノ酸およびその他の非凝集性のタンパクなどを含んでいる．ペプトンの栄養素の補強を目的に加えられる．普通寒天培地，普通ブイヨンなどに加える．

→普通寒天培地，普通ブイヨン培地

二次汚染（にじおせん） (secondary contamination)

食品が原料由来の微生物（一次汚染）以外に，加工・調理の現場環境に存在する微生物によって汚染されること．交差汚染，相互汚染ともいう．副原料，室内の空気，壁・床，用水，機器・器具類，あるいは従事する人の衣服や手指に汚染源が存在することがある．

→消毒，洗浄

乳化剤（にゅうかざい） (emulsifier)

油と水のように混じり合わない2種の液体の界面に配列して，安定な乳化液をつくるのに役立つ物質であり，分子内に親油性基と親水性基を有する界面活性剤の一種である．主な乳化剤は，グリセリン脂肪酸エステル，ショ糖脂肪酸エステル，ソルビタン脂肪酸エステル，ステアロイル乳酸カルシウムやレシチン類やサポニン類などがある．また，C_8～C_{12}の中鎖脂肪酸のモノグリセリドは細菌，酵母，カビに対する静菌作用があり，食品の日持向上剤に使用される．

乳酸菌（にゅうさんきん） (lactic acid bacteria)

糖を発酵し，大量の乳酸を生産する細菌の総称．慣用的な呼び名であって，分類学上の名称ではない．一般にグラム陽性，細胞の形態は桿菌または球菌，カタラーゼ陰性，代謝により消費したブドウ糖から50%以上の乳酸を生成する，内生胞子を形成しない，運動性を示さない（一部例外あり）細菌を指す．したがって，複数の属の細菌が乳酸菌に該当する．発酵形式によりグルコースから乳酸のみを産生するホモ型乳酸菌と，乳酸，アルコール，二酸化炭素を産生するヘテロ型乳酸菌に分類される．上記の定義に合致しないが乳酸を多量に産生する *Bifidobacterium* も広義の乳酸菌に含められることがある．乳酸菌は発酵乳，チーズ，発酵ソーセージ，漬物，味噌，醤油などの発酵食品の製造に関与している．また，一部の乳酸菌はヒトや動物の腸管，膣内に常在し，腸内環境の改善や有害細菌の増殖を抑えるなどの作用を示すことが明らかにされている．

→発酵，ラクトバチルス

乳酸菌数の測定（にゅうさんきんすうのそくてい） (enumeration of lactic acid bacteria)

乳酸菌とは，ブドウ糖やオリゴ糖などの糖質を発酵し，多量の乳酸を生成する細菌の総称である．乳酸菌飲料や発酵乳の成分規格では，乳酸菌数がそれぞれ 100 万 /mL 以上および 1,000 万 /mL 以上と定められている．乳酸菌数の測定は，シャーレに分注した試料液に，45℃以下に保温した BCP 加プレートカウント寒天培地を加えて混釈する．培地が固化してから倒置し，35 ～ 37℃の恒温槽で 72 時間培養後に，発育した黄色コロニーを乳酸菌とする．ISO の乳酸菌試験法には，MRS 寒天培地による混釈培養法と平板塗抹培養法がある．

→乳酸菌

乳酸菌による腐敗・変敗（にゅうさんきんによるふはい・へんぱい） (putrefaction by lactic acid bacteria)

乳酸菌はグラム陽性菌で比較的乾燥に強く，酸耐性があり，一部の防腐剤に抵抗性があり，嫌気状態でより増殖がよく，さらに，低温でも増殖可能な種類があり，現在の pH 調整剤，日持向上剤，ガス置換包装をした加工食品で，腐敗・変敗の原因となる．とくに洋菓子や畜水産加工食品において酵母類とならんで主要な変敗原因菌であり，清酒の腐造菌や火落ち菌，ビールの汚染菌，醤油のグルタミン酸分解菌などによる変敗事故が発生すると，タンク（蔵）レベルの大きな損失を生じる．→酵母による腐敗・変敗，発酵食品の腐敗

乳糖ブイヨン培地（にゅうとうブイヨンばいち） (lactose broth)

乳糖発酵性を確認する液体培地，LB 培地ともいう．培地中にダーラム発酵管を入れて使用する．培地中の発酵管内に気泡ができると陽性と判定する．乳糖分解による酸産生の確認は，pH 指示薬（ブロムチモールブルー）入りの培地が，青色から黄色に変化することで判定する．選択剤が入っていないので汚染菌量が少ない水，氷雪などに用いる．また，大腸菌群試験の推定試験や完全試験に用

いる．　　　　　　　　→大腸菌群の完全試験，大腸菌群の推定試験

ヌクレオチド　(nucleotide)

DNA や RNA を構成する単位．すなわち DNA や RNA の塩基配列の塩基の部分である．五炭糖にプリン塩基またはピリミジン塩基がグリコシド結合したもの．ヌクレオチドが鎖のように連なりポリヌクレオチドになる．

熱間充填（ねっかんじゅうてん）　(hot filling)

清涼飲料水の製造方式の一つ．原材料を調合し均質化した後，例えば酸性飲料では 95℃で 5 秒以上殺菌する．これをプラスチックボトル，金属缶やガラス瓶などに 80℃以上で充填・巻締し，80℃で 30 秒以上容器を転倒させて殺菌を行った後，40℃以下に冷却する．この際，容器およびキャップ内面に付着している微生物は内容物により加熱殺菌される．このような一連の製造方式をいう．

熱変性（ねつへんせい）　(heat denaturation)

PCR 反応において，2 本鎖の鋳型 DNA が 1 本鎖に解離する過程のこと．DNA の 2 本の鎖は，A（アデニン），T（チミン），C（シトシン），G（グアニン）の塩基は水素結合により結合している．したがって，100℃の煮沸の温度で簡単に解離する．　→ PCR 法

ネト　(slime)

水産練り製品やウインナーなどの表面に生じる粘稠性物質．水産物の典型的なネト菌 *Leuconostoc mesenteroides* はショ糖からデキストラン（無害）を産生する．また，腐敗が進むと様々な細菌が増殖し色調変化，臭気を伴う粘稠物質が生じる．　→食肉の腐敗・変敗

ノロウイルス　(*Norovirus*)

カリシウイルス科に属するウイルスで，経口感染によって急性の胃腸炎を発症する．ヒトのみ感染する．わが国の食中毒の中で最も患者数が多い病原体である．感染力が強く，ごくわずかなウイルスが体内に入るだけで感染する（約 10 個程度）．感染者が汚染した食品やノロウイルスを保有した二枚貝（たとえばカキ）などを提供・喫食して発症した場合は食中毒となる．食品を介さずに何らかの経路でノロウイルスを経口的に摂取し発症する「ヒト・ヒト感染」も多い．潜伏期間は 1 ～ 2 日間で，おう吐，下痢，腹痛で，発熱は軽度である．通常，これら症状が 1 ～ 2 日続いた後，治癒する．ま

た，感染しても発症しない場合や軽い風邪のような症状の場合もある．治癒しても糞便中には1カ月ほどノロウイルスが排泄されている．吐物，下痢便中に多量のノロウイルスが排泄されている．ノロウイルスのワクチンは無く，治療は対症療法に限られる．ノロウイルスは85～90℃で，90秒間の加熱で失活する．

ハードルテクノロジー (hurdle technology)

微生物制御因子（加熱，低温，水分活性，pH，酸化還元電位，保存料など）の各々を陸上競技のハードルに例え，基本的にこれらを複数組み合わせて（複合効果），それぞれの物理的，化学的な条件を適切なものに設定することによって，食品に一次的あるいは二次的に汚染した微生物の増殖を制御する技術．

バイオセーフティ (biosafety)

微生物やウイルスなどをそれぞれの生物学的安全性に基づいて安全に取り扱い適切に封じ込めるための原則，規律のこと．病原性を有する微生物やウイルスについて試験研究などを行う施設においては，その病原体に感染するリスクを管理し，適切な指針に基づいて取り扱いを行う必要がある．そこで，世界保健機関（WHO）により出された実験室バイオセーフティ指針に基づいた安全性管理が各国で行われており，バイオセーフティレベル（BSL）とよばれている．通常，病原体をその危険性に応じてリスク群1～4に分類し，各生物は決められたレベルに対応するBSL施設（レベル1～4）においてのみ取り扱いが可能になっている．BSL-3およびBSL-4の施設は封じ込めと隔離が必要となるため，高い安全性設備の設置が必要とされる．

バイオプリザーバティブ (biopreservative)

植物，動物および微生物を起源とする抗菌作用をもつ化合物で，何らの害作用もなしに食品としてあるいは食品とともに長期間ヒトに食べられてきたもの．乳酸発酵食品由来の乳酸菌が生産する有機酸やバクテリオシンがある．

バイオプリザベーション (biopreservation)

人々が長年にわたり食品として，あるいは食品とともに何らの害作用もなしに食べてきた植物，動物，微生物起源の抗菌性物質（バイオプリザーバティブ）を活用する食品保蔵技術．乳酸菌由来の有機酸，バクテリオシン，および乳酸菌菌体などを使用して食品を保存すること.

培地（ばいち） (medium)

微生物の増殖に必要な栄養素（炭素源，窒素源，無機塩類，ビタミンなど）を人工的に加えた増殖環境のこと．培養基ともよばれる.

培養（ばいよう） (incubation)

微生物を適当な栄養素を含む液体培地や寒天培地に接種し，増殖に適した温度，酸素要求性などの環境条件で増殖させること．好気培養は空気環境で好気性菌および通性嫌気性菌を培養する方法．遊離酸素の無い環境で嫌気性菌を培養する嫌気培養は，嫌気ジャーなど密閉容器に酸素除去剤加えて培養したり嫌気培養装置を用いる必要がある.

パイロシークエンス法（ほう） (pyroseqencing method)

2000年代以降に登場した次世代DNAシークエンサーの原理の根幹をなす技術として登場した塩基配列決定法．ヌクレオチドがDNAに取り込まれるときにピロリン酸が放出される．このピロリン酸をATPに変化させることによって光を放つ．最近では，次世代DNAシークエンサーの塩基配列の決定方法については，イオントレントシークエンサーなど，パイロシークエンス法以外の原理に基づくものも開発されている. →次世代シークエンサー

バクテリオシン (bacteriocin)

乳酸菌などが産生する抗菌性を示すタンパク質またはペプチド．主に生産菌の類縁細菌に殺菌的に作用する．最初に発見されたバクテリオシンは大腸菌のつくるコリシンであり，その後各種の細菌から見出された．多くは，100℃，15分程度の熱に安定で，普通の消化酵素で分解される．抗菌スペクトルは狭く，グラム陽性細菌に限られることが多い．実際に食品微生物の制御に利用されているのはナイシンのみである. →ナイシン

ハサップ (Hazard Analysis and Critical Control Point : HACCP)

1960年代の米国アポロ計画に伴い，宇宙食の安全性を保証するために開発された食品衛生管理手法．食品規格（Codex）委員会は食品衛生管理手法としてHACCPを採用するよう推奨したため，今日はほとんどの国際間取引される食品や国際的なイベントに提供さ

れる食品の製造施設にはHACCPが導入されている．HACCP導入には前提条件プログラムを構築，実施した後に，「HACCP導入のためのガイドライン（7原則，12手順）」を行う．米国やEU諸国では多くの食品業種への義務化が進んでいる．わが国では2020年の東京オリンピックを見据えて2018年に義務化された．

バチルス (*Bacillus*)

グラム陽性の好気性胞子形成桿菌で，土壌を中心に環境中に広く分布している．胞子を形成するため，乾燥，高温，紫外線照射などの環境ストレスに抵抗性を示す．本属細菌はさまざまな起源から分離され，約100種で構成されている．この属にはグラム陽性桿菌のモデル微生物として重要である枯草菌（*B. subtilis*）が含まれるほか，病原菌の炭疽菌（*B. anthracis*）や食中毒菌のセレウス菌（*B. cereus*），殺虫成分生産菌であるBT菌（*B. thuringiensis*）などの種も含まれる．耐熱性胞子を形成するため，加熱食品の腐敗に関与することも多い．*B. subtilis*や*B. licheniformis*などは練り製品の軟化，斑点状軟化（スポット形成），褐変，気泡形成などの原因菌となり得る．なお，納豆の製造に使用される納豆菌は*B. subtilis*の亜種である．

発芽（はつが） (germination)

*Bacillus*や*Clostridium*などの胞子（芽胞）形成細菌が，胞子から通常の細胞の状態（栄養細胞）に戻ること．発芽は食品衛生的にも重要な意味をもち，加熱処理後に胞子が発芽して増殖し食中毒の原因となるウエルシュ菌などが存在する．また，食品中に胞子の状態で存在したボツリヌス菌やセレウス菌が発芽して栄養細胞に変化すると食中毒の原因になる．そのため，胞子をつくる細菌には十分な注意が必要である．また，真核生物であるカビや酵母（真菌類）が胞子をつくり，その後環境中で栄養細胞に戻る現象も発芽とよばれる．

発がん性試験（はつがんせいしけん） (carcinogenicity test)

がんを発生させる活性があるかどうかを調べる試験．実験動物の全生涯にわたって毎日物質を投与して，腫瘍の発現とその変化を肉眼的，さらに病理学的検査により調べ，腫瘍発生比率，発生部位と腫瘍の数，発現時期と腫瘍の種類その他を詳細に対照区と比較して調査する．実験動物にはマウス，ラットやイヌ，サルなどが使われるが，マウスなどでは2年間，イヌでは4年間以上観察される．結果の統計処理をするために，試験動物数もオス，メス別に50匹以上，投与量を変えた試験区で行われる．慢性毒性試験と同時に行われる場合が多い．

白金耳（はっきんじ） (inoculation loop)

液体培養から菌液を別の培地に移植したり，平板上に画線するための器具．金属製の柄に，先端を丸めた針金が付いている．針金の素材はかつては白金が用いられていたが，現在はニクロム線が主に用いられている．最近は使い捨てのプラスチック製のものも市販されている．先端の針金が直線状のものは，白金線といい寒天培地に穿刺する場合や平板上のコロニーから釣菌する場合などに用いられる．

白金線（はっきんせん）　→　白金耳

発酵（はっこう） (fermentation)

生物が生命活動を営むためのエネルギーを獲得する基本的な仕組みの一つ．生物が解糖系（例：エムデンマイヤーホフ経路）やTCA回路といった中央代謝系の働きによってエネルギーを得るとき，酸素が不十分な環境ではTCA回路から電子伝達系（呼吸鎖）までは十分に機能しない．この場合は生物は解糖系のみによってATPを合成し，解糖系の産物として生じたピルビン酸は，乳酸やエタノールといった有機化合物に変換される．この反応では，解糖系の途中で生じたNADHをNAD^+に戻す反応が同時に行われ，再生されたNAD^+は再び解糖系で利用されて循環し続けることが可能になる．このような代謝形式を発酵とよび，完全酸化により水と二酸化炭素が生じる呼吸とは異なり，さまざまな有機化合物が最終産物となる．また，代謝形式によらず，さまざまな有機化合物を微生物によって工業生産することも，発酵とよばれている．　→呼吸

発酵食品（はっこうしょくひん） (fermented food)

食品原料の成分が微生物の作用により代謝され，アルコール，有機酸，二酸化炭素などを生成した結果，より食用に適した状態となったもの．漬物，納豆，ヨーグルト，酒類などが発酵食品としてよく知られているが，味噌，醤油，酢などの調味料やパンなど，日常の食生活に欠かせない多様な食品が発酵（微生物）の力を得て製造されている．

発酵食品の変敗（はっこうしょくひんのへんぱい） (spoilage of fermented and/or brewed food)

多種多様な発酵食品が微生物の力を得て製造されているが，しばしば発酵菌による過剰な代謝活動（過発酵）により，強い酸臭や異味が生じ，風味が劣化することがある．汚染菌による変敗として，発酵乳における酵母による膨張，産膜がある．浅漬けにおいては乳酸菌その他の細菌類が増殖し，濁りと風味の劣化が生じることがある．十分な pH の低下と塩分濃度のある漬物でも，酵母類が膨張，アルコール臭などの変敗を引き起こすことがある．清酒の醸造工程ではホモ発酵型乳酸桿菌の増殖は腐造を引き起こし，また火入れ後の残存菌（火落ち菌）による変敗の可能性もあるため十分な注意が必要である．ワイン醸造においては野生酵母による腐造の可能性がある．　→酵母による腐敗・変敗，乳酸菌による腐敗・変敗

発色剤（はっしょくざい） (color retention agent)

それ自体は色をもたないが，肉などの食品に好ましい色がでるようにする助剤的な食品添加物．現在は，食肉の発色に使われる亜硝酸ナトリウム，硝酸カリウム，硝酸ナトリウムの 3 種類の食品添加物がハム・ソーセージなどの食肉および魚肉加工品や鯨肉ベーコン，いくら，すじこ，たらこに使用されている．亜硝酸イオンにはボツリヌス菌やサルモネラ，黄色ブドウ球菌の増殖を抑制し，食肉製品に快い風味をもたらす作用をもつ．生鮮食肉や鮮魚への使用は認められていない．

バッチ式殺菌（しきさっきん） (batch pasteurization)

連続式殺菌と対比して用いられる．容器包装前あるいは包装後の食品を，殺菌するためのタンクまたは殺菌釜に一定量入れて保持し，所定の条件で加熱殺菌すること．低温殺菌牛乳（容器包装前）や多くの缶詰食品など（容器包装後）はこの方式で製造される．

→連続式殺菌

パツリン (patulin)

Penicillium 属菌が産生するカビ毒．当初抗生物質として発見されたが毒性試験において強い毒性があることが明らかになりカビ毒に分類された．低分子で耐酸性物質．急性毒性は動物試験で，消化管の充血，出血，潰瘍などの症状が認められているが，今までヒトにおいての食中毒事例はない．JECFA では PMTDI を 0.4 μg/kg 体重と設定，コーデックス規格ではりんご果汁で 50 μg/kg と定められている．

パラオキシ安息香酸エステル（あんそくこうさん）　(esters of p-hydroxybenzoate)

パラオキシ安息香酸のエステル類の総称．通称「パラベン」ともいわれ，パラオキシ安息香酸のイソブチル，イソプロピル，エチル，ブチル，プロピルの 5 種のエステルが食品添加物の保存料として指定されている．醤油，果実ソース，酢，清涼飲料水，シロップ，果実と果菜の表皮に限り使用される．

パラチフス A 菌（きん）

(*Salmonella enterica* subsp. *enterica* serovar Paratyphi A)

パラチフスの原因菌である．パラチフスは発展途上国への旅行中または帰国後に発症する．パラチフスはヒトのみ発症し，感染症法の三類感染症に分類される．症状はチフスとほとんど同じだが，一般的にパラチフスのほうが軽い．　→チフス菌

ハリサシカビモドキ　(*Syncephalastrum*)

接合菌の一種であるケカビ目ハリサシカビモドキ属．ケカビと形態的には類似しているが胞子のうが分節胞子のうを形成する．分節胞子のうとは頂のう表面一面に胞子の鎖が並んだ状態となる．糞や有機物に生育しており，自然界に多く存在する．

バリデーション　(validation)

妥当性確認といわれる．わが国ではベリフィケーション（検証：verification）とともにバリデーションも検証として示していることが多い．デザインされた HACCP が正しいかどうか，HACCP の要素が効果的である証拠を収集することであり，HACCP の作成時および定期的に行うべき作業である．　→検証，ハサップ

パルスフィールドゲル電気泳動（でんきえいどう）　(pulsed field gel electrophoresis)

細菌の全ゲノムにおける遺伝子配列違いを制限酵素の切断パターンに反映させ，電気泳動装置で分析する方法．食品微生物学分野においては，食中毒を引き起こした原因菌を分子疫学解析で追及する．この場合，細菌の種類を同定するだけでは解像度が不十分である．同じ細菌種の中に多様な株が存在するからである．株レベルでの識別を遺伝子レベルで行おうとする場合，理想的にいえば，分離菌株のすべての遺伝子配列を決定することである．しかし実際には，すべての遺伝子配列を決定することはコストがかかる．そこで，分離菌株の全ゲノムを制限酵素により切断する本方法が広く用いられている．

半流動培地（はんりゅうどうばいち） (semi-solid agar)

寒天を 0.3 ～ 0.5%程度含有した半流動の培地で，平板や試験管に高層に固めて使用する．運動性試験や菌株の保存に用いる．

pH 指示薬（しじやく） (pH indicator)

水溶液の pH が変化すると色調が変化する物質で，培地色の変化を観察することで培地の pH を間接的に知ることができる．pH 指示薬は，pH の変化に鋭敏に反応し，変色域という肉眼で認められる pH の範囲内で色調が変化し，それ以外の pH では変化しない．フェノールレッド（PR）は pH6.6 ～ 8.2, 黄～赤に変化する．ブロムチモールブルー（BTB）は，pH6.2 ～ 7.8, 黄緑～青に変色する．ブロムクレゾールパープル（BCP）は，5.6 ～ 7.2, 黄褐～紫に変色する．

pH 調整剤（ちょうせいざい） (acidity regulator)

食品の機能を維持するための適切な pH 範囲に保つために使用される食品添加物．クエン酸，コハク酸，リンゴ酸ナトリウムなど．酸性が強くなると味に酸味が出る．食品の pH を調整することによって食品の日持ちがよくなる場合もある．とくに日持をよくする目的で使用した場合は食品に「pH 調整剤」ではなく物質名で表示する．

PMA / EMA (PMA / EMA)

それぞれ propidium monoazide（PMA）および ethidium bromide monoazide（EMA）の略．PCR 法による食品微生物の食品からの検出においての最大の欠点は，PCR 法が DNA を増幅する方法であるため，死菌であっても検出してしまう可能性があるという点である．この欠点を解消するために，あらかじめ PMA や EMA などの試薬を微生物細胞に与えておく．死菌の場合，これらの化学物質が微生物細胞の細胞膜を通過し，DNA に結合する．その結果，死菌の DNA の PCR 増幅が行われなくなる．ただし，現時点での本手法は研究段階とどまっている．

PCR 法（ほう） (polymerase chain reaction)

微生物細胞から DNA の特定の配列のみを試験管の中で増幅させる方法．DNA を熱変性させる過程，温度を下げ解離した 2 本の DNA を 1 本鎖 DNA に戻す過程（アニーリングとよぶ），再び温度を上げ特定の配列の DNA を伸長させる過程の 3 ステップから成る．

食品微生物学分野においては，微生物細胞の分裂に頼っていた従来の培養法に代わって，迅速に微生物を検出や同定する方法として1990年代以降活発に用いられている．

BGLB 培地（ばいち） (BGLB (brilliant green lactos bile) broth)

大腸菌群の推定試験に用いる培地．ダーラム管を入れ発酵管として用いる．検体中に雑菌が多い場合，大腸菌群の増殖が抑制されたり，他の菌がガス産生することが起こるので，牛胆汁末とブリリアントグリーンにより大腸菌群以外の雑菌をある程度抑制する．ペプトン 10 g，乳糖 10 g，牛胆汁末 20 g，ブリリアントグリーン 0.0133 g，精製水 1,000 mL，pH 7.2 ± 0.2． →大腸菌群の推定試験

鼻腔（びくう） (nasal passages)

鼻の穴（鼻孔）の内側に存在する空間である．解剖学的には外鼻孔から内鼻孔までの空隙で，鼻中隔によって左右の2室に分けられる．呼吸の空気の通り道である．鼻腔には表皮ブドウ球菌，黄色ブドウ球菌，肺炎球菌，連鎖球菌などが普通生存している．食品衛生学的には黄色ブドウ球菌食中毒防止のため調理従事者はマスクをしている．

微好気性菌（びこうきせいきん） → 好気性菌

ヒスタミン (histamine)

赤身魚とその加工品で起こりやすいアレルギー様食中毒の原因物質．魚肉中の遊離ヒスチジンから細菌のヒスチジン脱炭酸酵素の作用で生成される．味噌，醤油，チーズ，ワインなどにも含まれる．
→アレルギー様食中毒

微生物による変色（びせいぶつによるへんしょく） (discoloration by microorganisms)

カビ類（青カビなど），酵母類（*Rhodotorula* など）の一部は表面に緑，赤，黒など目立ちやすい色のコロニーを形成し外観を損なうとともに，キノン誘導体やカロテノイド系色素で食品が着色される．細菌類ではキサントフィルを有する *Flavobacterium* や，赤色のプロディジオシンを生成する *Serratia* などがある．*Pseudomonas* や *Photobacterium* の一部は光や蛍光を発するものがある．一部の細菌によって含硫化合物から生成される硫化水素は悪臭とともに黒変を生じる． →赤変，緑変

非選択培地 (non-selective differential medium)

一般的な栄養素を含むが，選択剤は含有せず，多くの細菌を増殖させる選択性のない培地．普通寒天培地，標準寒天培地などがある．

ヒト-ヒト感染 (from human to human infection)

動物，昆虫，汚染した食品などは介せず，患者から患者でないヒトへ直接感染する様式の総称．わが国では使用するが，諸外国ではこのような区別はあまりすることはない．冬に流行するインフルエンザ（主に飛沫感染），春に流行する麻しん（空気感染），結核（空気感染）などはヒト-ヒト感染の代表である．

→腸管出血性大腸菌，ノロウイルス

ヒノキチオール (4-isopropyltropolone)

抗菌性のある不飽和七員環化合物（単環式モノテルペン）．ツヤプリシンの別名．天然ではタイワンヒノキやヒバなどから精製される．広い抗菌スペクトルを有し，低毒性であることから食品添加物として使われている．食品添加物に使われるツヤプリシンは，ヒノキ科ヒバの幹枝，根株などを水蒸気蒸留して得られた油状成分からさらに精製して得られるもので，ヒバ特有のにおいがある．菓子類，麺類などに保存性を向上させる目的で使用され，保存を目的として生鮮食品の包材などにも使用される．香料や化粧品としても利用されている．

ビフィズス菌 (*Bifidobacterium*)

Bifidobacterium 属細菌の総称．本属の基準種である *B. bifidum* を指す場合もある．ヒトの腸管内に存在する偏性嫌気性細菌で，腸内環境を整える作用があるとされている．糖を発酵して乳酸を生成するため，広義での乳酸菌とされることもある． →乳酸菌

ビブリオ (*Vibrio*)

グラム陰性，通性嫌気性の運動性を有する短桿菌を指す．増殖に食塩を要求し，アルカリ性の環境を好む．海洋環境から一般的に分離される海洋細菌である．近縁の腸内細菌科の細菌と同様，ブドウ糖発酵能，好気的代謝経路（→ TCA 回路）を有する．コレラ菌に代表される典型的なビブリオ属細菌は，菌体の片端に 1 本の有鞘性のべん毛（単毛性の極べん毛）を有し，コンマ状に湾曲した形態である．本菌群には病原菌であるコレラ菌（*Vibrio cholerae*

O1，O139），食中毒菌である腸炎ビブリオ（*V. parahaemolyticus*），ナグビブリオ（Nonagglutinable Vibrios），バルニフィカス（*V. vulnificus*），魚病菌である *V. anguillarum* などが含まれる．

日持向上剤（ひもちこうじょうざい） (shelf life improver)

数時間ないし数日程度の腐敗を防ぐ目的で使用されるもの．日持向上剤の効果の程度は，通常の保存料より低い．近年の健康志向から糖分や塩分を控える加工品が増え，保存性が悪化しているが，日持向上剤を用いることで，食物の保存性低下を抑制することができる．種類としてはチアミンラウリル硫酸塩やグリシン，リゾチーム，酢酸ナトリウム，氷酢酸，お茶や紫蘇・わさびなどから抽出する香辛料，グリセリン脂肪酸エステルなどがある．

病原大腸菌（びょうげんだいちょうきん） (enteropathogenic *Escherichia coli*)

大腸菌（*Escherichia coli*）はヒトの腸管内に常在する細菌で，通常，病原性はない．しかし，大腸菌のなかにはヒトに病原性を有するものがあり，これを病原大腸菌（または下痢原性大腸菌）という．病原大腸菌はその病原性の機能から，① 腸管出血性大腸菌（Enterohemorrhagic *E. coli*；EHEC）② 腸管毒素原性大腸菌（Enterotoxigenic *E. coli*；ETEC）③ 腸管侵入性大腸菌（Enteroinvasive *E. coli*；EIEC）④ 腸管病原性大腸菌（Enteropathogenic *E. coli*；EPEC）⑤ 腸管凝集付着性大腸菌（Enteroaggregative *E. coli*；EAggEC / EAEC）に分類される．

標準寒天培地（ひょうじゅんかんてんばいち） (plate count agar)

各種食品や水の細菌数計測に用いる．酵母エキス 2.5 g，カゼインペプトン 5 g，ブドウ糖 1 g，カンテン 15 g，精製水 1,000 mL，pH 7.1 ± 0.2．標準寒天培地を用いて，35℃，48 時間，好気培養したコロニー数を一般生菌数とよばれる．

漂白剤（ひょうはくざい） (bleaching agent)

着色の前に要求に合わせて食品の色を白くしたり薄い色にするために使用される食品添加物．食品の色は，食欲の増進，減退に大きく影響する．食品をきれいに着色するには白地であることが最適である．漂白には，食品の色素を破壊する酸化型漂白と食品の色素に作用していったん色が消えたようにする還元型漂白がある．酸化漂白剤には，食品添加物としては，亜塩素酸ナトリウム，高度サラシ粉，次亜塩素酸ナトリウム，過酸化水素があり，これらは殺菌効果もある．還元漂白剤には，食品添加物としては，二酸化硫黄，亜硫酸ナトリウム，ピロ亜硫酸カリウムなどがあり，これらは酸化防止剤や保存料としても使われる．

ビリオン (virion)

ウイルス粒子のこと．ウイルスは，感染する対象の宿主細胞の外では，潜在的な感染性をもつ粒として存在している．この状態をビリオンとよぶ．タンパク質性のキャプシドにウイルス遺伝子（DNAもしくはRNA）が包まれた状態で存在する場合もあるし（ヌクレオキャプシド），ウイルスの種類によっては，ヌクレオキャプシドの周りに脂質二重層からなる膜（エンベロープ）をもつ場合もある．

→ウイルス

腐敗（ふはい） (putrefaction, spoilage)

食品が微生物の作用によって分解され，アンモニアや硫化水素，酪酸など種々の悪臭成分を生成し，最後には食べられなくなってしまう現象．一般に，食品中の細菌数が 10^7 ～ 10^8cfu/g 程度に達すると，においや外観の変化によって腐敗が感知されることが多い．腐敗の指標としては，生菌数や揮発性塩基窒素量などが用いられる．

VRBG 寒天培地（かんてんばいち） (VRBG (violet red bile glucose) agar)

腸内細菌科菌群の分離および菌数測定用培地で，その名前はviolet red bile glucose の頭文字に由来する．クリスタルバイオレットと胆汁酸塩の作用により，腸内細菌科菌群以外の細菌は増殖しにくくなる．菌数測定には混釈培養を，菌の分離には画線培養を行う．VRBG 寒天培地に腸内細菌科菌群のコロニーが発生すると，ブドウ糖の分解にともない酸が産生される．これによりコロニー周囲の培地の pH が低下すると，胆汁酸塩と中性紅の作用により，コロニーは淡紅色～赤色または紫色に着色する．

→腸内細菌科菌群，腸内細菌科菌試験法

フィアライド (phialide)

菌糸から分生子柄が直立し，その先端にできる分生子を形成する細胞．紡錘状の形態をとる．*Aspergillus* や *Penicillium* では，フィアライドから数珠つなぎに胞子が形成されていく．（図）

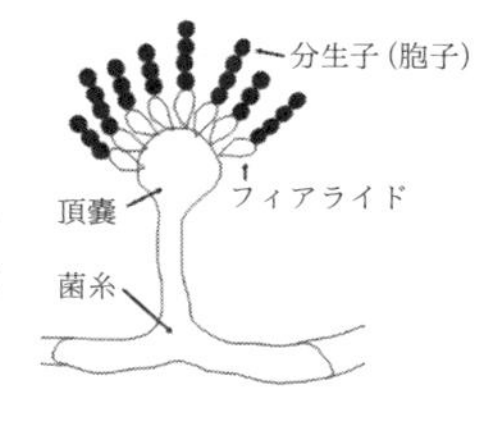

VP 試験 (Voges-Proskauer test)

IMViC 試験のひとつで，グルコースからのアセトインセ生成を調べる試験．大腸菌の分別性状に用いられる．

→ IMViC テスト，大腸菌試験法，ブドウ糖リン酸ペプトン培地

不完全菌類 (deuteromycotina/anamorphic fungi)

真菌では，有性生殖世代を完全世代，無性生殖世代を不完全世代とよぶが，無性生殖世代のみが知られている菌類を総称としてよぶ．多くの真菌類では，分生子の形状が同じでも有性生殖世代の形態が異なるものも多く，有性生殖世代で分類位置が決まることからこのような名称で扱う．

拭き取り法 (swab method)

生理食塩水などで湿らせた綿棒などで，表面付着微生物を拭き取って捕捉する方法．対象となるのは，食品関連従事者の手指，食品の製造・加工・調理用の器具や容器などである．拭き取り検体の微生物検査により，食品の製造環境の衛生状態を把握できる．

→ ATP 拭き取り検査，手指衛生

不顕性感染 (subclinical infection)

感染が成立しているが臨床症状を示さない状態のこと．臨床症状を示さないが感染源となることがある．キャリア（無症候キャリア）も不顕性感染の一つである．そもそも感染・発症は個々の免疫との闘いであり，免疫が強いと感染も成立せず症状もない．

フザリウム (*Fusarium*)

不完全菌に属する真菌の一種．赤色綿毛状のコロニーを形成する菌種が多いため，別名アカカビとよばれているが，白色，黄色，青色を呈するものもある．本菌はクロワッサン型の特徴的な多細胞分生子を形成することが多い．本菌は麦類，豆類の病原菌であり，冷温帯から温帯地域の土壌に生息する．本邦でも多く生息している．麦類に感染した場合には種実が赤くなるため赤カビ病とよばれる．またその種実にはフザリウム毒素が含まれている．

フザリウム毒素 (*Fusarium* toxin)

Fusarium 属真菌が産生するカビ毒の総称．赤カビ病に感染した麦類の種実に汚染する．感染した農作物がほ場にあるときに毒素がつくられることから，ほ場型カビ菌とされる．トリコテセン骨格を

有するもの（トリコテセイン系カビ菌）とそれ以外に分けられる．トリコテセン系カビ菌以外のフザリウム毒素には，ゼアラレノン，フザリウム毒素がある．これらのカビ菌は共汚染をしていることが多い．

普通寒天培地（ふつうかんてんばいち） (nutrient agar)

普通ブイヨン培地にカンテンを 1.5%程度加えた固形培地．菌の増殖や保存に用いる．

普通ブイヨン培地（ふつうブイヨンばいち） (nutrient broth)

肉エキスを用いた増殖培地．肉エキス 5 g，ペプトン 10 g，精製水 1,000 mL，pH 7.0 ± 0.2．

ブドウ球菌（ブドウきゅうきん） (*Staphylococcus aureus*)

ヒトや動物の表皮や口腔内に常在する菌である．食中毒を起こすものは黄色ブドウ球菌で，食品内毒素型である．耐熱性エンテロトキシン（100℃，30 分の加熱でも失活しない）を産生する．潜伏期間は 1 ～ 5 時間（平均 3 時間）で，吐き気，おう吐，腹痛，下痢を呈する．原因食品は穀類とその加工品（握り飯，弁当），乳・乳製品（牛乳，クリームなど），卵製品，食肉製品（肉，ハムなど），魚肉練り製品（かまぼこなど），和洋生菓子などである．予防対策としては，菌をつけない（手指の洗浄，調理器具の洗浄殺菌．手荒れや化膿巣のある人は，食品に直接触れない），増やさない（低温保存）である．

ブドウ糖リン酸ペプトン培地（ブドウとうリンさんペプトンばいち） (glucose phosphate peptone broth)

メチルレッド（MR）反応と VP（Voges-Proskauer）反応を試験するための鑑別培地．ブドウ糖の代謝では，ブドウ糖がピルビン酸となり，MR 試験陽性の大腸菌などは，さらに発酵によって乳酸，酢酸，ギ酸などの酸を酸性し培地が酸性となり，MR 試薬を加えると赤色になる．また，VP 試験陽性のエンテロバクターなどは，培地が pH 6.0 程度になるとブチレングリコール発酵を行い，α - アテト乳酸からアセチルカルビノール（アセトイン）を経てブチレングリコールと呼ばれるアルコールを作る．クレアチン加 40%水酸化カリウム溶液と 6%‐ナフトール・アルコール溶液を加えてアルカリ化すると，アセトインがジアセチルになり，試薬層が赤変する．ペプトン 7 g，ブドウ糖 5 g，リン酸一カリウム 2 g，リン酸二カリウム 3 g，精製水 1,000 mL，pH 6.8 ± 0.2．大腸菌は，MR 試験陽性，VP 試験陰性である．IMViC テストの MR 試験，VP 試験に用いる．

腐敗判定法（ふはいはんていほう） (assessing method)

食品が腐敗しているかどうかを判定する方法．官能的方法，細菌学的方法，化学的方法がある．官能的方法は味やにおい，外観などから判断する方法である．細菌学的方法は生菌数を測定する方法で，食品 1 g あたりの生菌数が 10^7 ～ 10^8 になると腐敗に達していることが多い．化学的方法は細菌による腐敗産物を測定する方法である．一般的には揮発性塩基窒素（VBN）が 25 ～ 30 mg/100g に達すると初期腐敗とみなされる．海産魚ではトリメチルアミン（2 ～ 7mg-N/100g に達すると初期腐敗）も用いられる．

フモニシン (fumonisin)

フモニシン類は，***Fusarium*** 属（***F. verticillioides*** および ***F. moniliforme***），***Aspergillus*** 属（***A. niger***）が産生するカビ毒で，1988 年に構造が決定された．食品汚染が多いのはフモニシン B_1，B_2，B_3 で，トウモロコシが主食品である．ヒトへの健康被害は新生児の神経管への催奇性を起こすことが報告されている．家畜への影響はウマの白質脳症やブタの肺水腫である．動物試験では，肝臓や腎臓に発がん性が認められている．JECFA は暫定最大耐容一日摂取量（PMTDI）（B_1，B_2，B_3 のグループとして）＝ 2 μg/kg 体重であり，コーデックス規格は，トウモロコシおよびその加工品について，最大基準値を未加工のトウモロコシ穀粒 4000 μg/kg，トウモロコシのフラワーおよびミール 2000 μg/kg と設定した．

プライマー (primer)

PCR 反応において目的とする特定の遺伝子配列のみを増幅させるために，伸長の起点となる遺伝子断片を標的遺伝子に結合させておく必要があり，この遺伝子断片のことをプライマーとよぶ．PCR 反応においては，2 本鎖の DNA に，増幅したい遺伝子配列領域を挟むようにして，それぞれにこの起点となる遺伝子断片を結合させる必要がある．そのためプライマーは上流と下流にそれぞれ逆方向へ向けて 2 種類が必要となる．

プラスミド (plasmid)

細胞内の染色体の DNA 以外の DNA の総称．一般的に環状の 2 本鎖構造をとる．食品微生物学分野においては，薬剤耐性遺伝子や病原性遺伝子など微生物の特定の形質が細菌同士の接合により伝播していくことが多く観察されている．このような接合により移動していく遺伝的な形質はプラズミドの移動によることが多い．したがって，同じ細菌種や近縁株であっても，プラズミドの保有状況によって，全く異なる表現形質がもたらされる場合があるので注意を要する．

→ PCR 法

プロピオン酸(さん) (propionic acid)

化学式 C_2H_5COOH．食品の素材となる様々な植物に各種のアルコールとのエステルの形で，また，発酵食品では遊離の形（プロピオン酸）でも存在する短鎖の有機酸．酵母や細菌類に対する静菌作用があり，チーズ，パン，洋菓子の保存料として使用される．また，特有のにおいがあるため，香料としても使われる．

分生子(ぶんせいし) (conidium［複：conidia］)

真菌類のなかで子のう菌，担子菌および不完全菌がもつ無性胞子の一種．分生胞子ともいう．分生子は分生子柄の先端につくられる．その形態の違いは形状，色調が様々あり，分類手段として用いられる．出芽して分生子が形成される型と栄養菌糸が分生子となる葉状体型に分類できる．葉状体型には菌糸が伸長していく非分裂組織型と菌糸体内で分裂する分裂組織型がある．

糞便系大腸菌群試験法(ふんべんけいだいちょうきんぐんしけんほう) (detection of fecal coliforms)

大腸菌群に含まれる細菌のうち，44.5℃でも増殖可能なものを糞便系大腸菌群（fecal coliforms の和訳）という．食品衛生法では，糞便系大腸菌群ではなく，E. coli と表記されている．糞便系大腸菌群の推定試験は，試料液を接種した EC 培地を，44.5℃の恒温水槽で 24 時間培養する．ガスを産生した EC 培地から，EMB 培地への画線培養による確定試験を行う．糞便系大腸菌群が疑われるコロニーを釣菌し，LB 培地と普通寒天培地に移植する（完全試験）．LB 培地で乳糖を分解してガスを発生し，普通寒天培地上の細菌がグラム陰性の無芽胞桿菌であれば，糞便系大腸菌群陽性となる．ただし，生食用かきの規格検査では，EC 培地でガスを確認するだけで，E. coli 陽性と判定する．

→大腸菌，大腸菌群

分裂時間(ぶんれつじかん) (generation time)

微生物が分裂してその数が倍になるのに要する時間．通常は対数増殖期における世代時間で表される．世代時間は，微生物の種類や環境条件（または培養条件）によって異なる．研究用の大腸菌の場合，最適条件下における世代時間は約 20 分で，非常に短い例としては腸炎ビブリオの約 8 分，遅い例としては肺結核菌などの約 8 時間というものがある．世代時間を調べることは，その細菌の増殖速度を知ることになり，さまざまな菌種と増殖速度を比較することができる．

→増殖曲線

ベアード・パーカー寒天培地　(Baird-Parker agar)

ブドウ球菌の分離培地．ペプトン 10 g，酵母エキス 1 g，肉エキス 5 g，ピルビン酸ナトリウム 10 g，グリシン 12 g，塩化リチウム 5 g，カンテン 15 g，20%卵黄液 50 mL，亜テルル酸カリウム 0.1 g，精製水 1,000 mL，pH 7.2 ± 0.2．亜テルル酸カリウム，塩化リチウム，グリシンによりブドウ球菌以外の細菌を抑制する．またピルビン酸ナトリウムは加熱損傷したブドウ球菌を回復させる効果がある．黄色ブドウ球菌のコロニーは，正円黒色で周囲に透明や白濁環を生じる．

米国食品安全強化法　(Food Safety Modernization Act : FSMA)

2011 年 1 月に制定された米国の法律で, FSMA（フィズマ）と称される．FSMA は米国民への食の安全性保持と食を介したテロ対策に要点がおかれている．よって HACCP の導入，食品防衛（フードディフェンス）システムおよびリコールプログラムが要求されている．FSMA は米国内流通食品の全てに適用されるため，米国に食品を輸出しているわが国の食品工場も適用される．

米国農務省食品安全検査局

(Food Safety and Inspection Service : FSIS)

米国の食肉・食鳥肉・卵を監督する政府機関．食肉・食鳥肉・卵の安全性確保に関する作業を行っており，家畜・家禽の病気の検査・診断，農薬や動物用医薬品などの残留検査，これらの製品の表示や包装等の規制を定め，安全な食肉・卵を消費者に届けることができるよう生産者，加工者（と畜場，食鳥処理場など）を監視・指導している．また，消費者へこれらの食品を適切に取り扱うように消費者教育や消費者相談に応じている．

米国保健福祉省食品医薬品局

(Food and Drug Administration : FDA)

米国の食品（FSIS が監督している食品を除く）と医薬品を監督

する政府機関．食品が安全で健全であることを保証だけでなく，化粧品，医薬品，医療器具，たばこ，玩具など，消費者が通常の生活を行うにあたって接する機会のある製品について，その許可や違反品の取締り等を専門的に行う．米国食品安全強化法もFDAが所管している．動物用医薬品や飼料添加物の安全性確保もFDAの役割である．　　　→米国食品安全強化法，米国農務省食品安全検査局

米飯・麺類の腐敗・変敗　(spoilage of boiled rice and noodles)

米飯の腐敗の原因は，主に，炊飯加熱後も残存した*Bacillus*胞子である．炊飯直後の胞子数は10^2～10^3cfu/gであるが，米飯の温度が増殖上限以下まで低下すると，栄養細胞の発芽，分裂がはじまり，夏季では10数時間で生菌数10^7cfu/gに達し腐敗に至る．シェルフライフ延長には汚染胞子の少ない原料を用いることが重要である．麺類の場合，工場内汚染による腐敗・変敗が多く，*Lactobacillus fructivorans*，*Bacillus megaterium*，*Pseudomonas aeruginosa*などの細菌類よる斑点の形成，膨張，異臭が報告されている．近年ではガス置換包装，粉末エタノール製剤などの使用により酵母が主原因となる変敗が多くなっている．

→酵母による腐敗・変敗，バチルス

平板塗抹培養法　(surface inoculation)

食品の増菌培養液や試料希釈液を，寒天平板培地上に塗り広げる方法．白金耳で増菌培養液を寒天平板培地に画線塗沫すると，多くの独立したコロニーが発生する．コロニーを白金線で釣菌し，適切な培地に移植すれば，純培養の細菌が得られる．食品などの試料希釈液を寒天平板培地に滴下し，コンラージ棒で培地全面に塗り広げる方法もある．黄色ブドウ球菌やセレウス菌の菌数測定に使用されている．　　　→黄色ブドウ球菌試験法，釣菌

平板培地　(plate)

シャーレに培地を分注し，平らに固めた培地．平板作製する際は，50℃程度の培地を厚さが4～5 mm程度（直径90 mmシャーレでは15～20 mL）になるように分注する．

ベクター　(vector)

遺伝子組換え技術において，遺伝子の運搬のために使用する媒体のこと．プラスミドという，細胞内においてゲノムDNA（染色体DNA）の他に存在する小さなDNA（通常は環状になっている）を

遺伝子の運搬に使う場合は「プラスミドベクター」とよばれ，ウイルスのDNAに遺伝子を導入して用いる場合は，運び屋となるウイルスDNAを「ウイルスベクター」とよぶ．便利なベクターが数多く市販されており，通常はこのようなベクターの一部を切断，あるいは特異的な部位に標的を定めて，その個所に自分の導入したい遺伝子を挿し込む．完成したプラスミドやウイルスDNAは，宿主細胞に導入することによって，その細胞の形質を変化させることができる．

→プラスミド

ペトリフイルム培地（ばいち） (Petrifilm method plate)

3M社が開発した簡便培地．上部フィルムと下部フィルムとの2層になっており，上部フィルムに指示薬と可溶性ゲル，下部フィルムに培地成分と可溶性ゲルが塗布されている．培地調製不要，フィルム状なので培養スペースをとらず，廃棄量も減量できる．AOAC (Association of Official Analytical Chemists) やAFNOR（フランス規格協会）などにおいて食品検査の標準法として承認されている．

ベニコウジカビ (*Monascus purpureus*)

糸状菌の一種．中国や台湾および沖縄における伝統食品，紅酒や豆腐ように利用されている．また，二次代謝物であるモナコリンKなどが血清コレステロール降下作用をもつ医薬品として，赤色色素（紅麹色素またはモナスカス色素）が赤色の天然着色料として利用されている．副産物としてカビ毒シトリニンを出す属種もあるので基準値が設定されている．

ペニシリウム (*Penicillium*)

Penicillium 属菌の多くは青緑色のコロニーを形成することから，俗名アオカビとよばれている．ススキの穂状の箒状体（ペニシリ）の先端にフィアライドとよばれる細胞の内部で球形の胞子がつくられ，外部に連鎖していく．わが国の土壌には頻度高く生息している．ペニシリウム属菌が産生するカビ毒には，パツリン，オクラトキシンA，黄変米毒などがある．

ペプチドグリカン (peptidoglycan)

N-アセチルグルコサミンと*N*-アセチルムラミン酸が交互に並んだ糖鎖（グリカン）構造と，それを架橋するペプチド構造が組み合わさって，網目状となった物質．真正細菌の細胞壁の主な構造を形作っており，細胞質膜の外側に存在している．グラム染色におい

ては，青色色素が結合し，その後の脱色操作で色が抜けるか抜けないか（ペプチドグリカン構造の分厚さで決まってくる）で，グラム陽性細菌とグラム陰性細菌の染め分けができる．また，古細菌もペプチドグリカンをもつ場合があるがその構造は真正細菌のものと大きく異なっている．
→細胞壁

ペプトン (peptone)

牛乳カゼイン，獣肉，大豆などのタンパク質を酸や酵素で加水分解し，細菌が利用できるようにしたもの．細菌用培地の窒素源として用いる．アミノ酸やペプチドなどが主に含まれ，糖類，無機塩類，ビタミンも豊富に含まれている．カゼインペプトンは，各種アミノ酸，とくにトリプトファンが豊富でインドール試験に適している．獣肉ペプトンは，含硫アミノ酸が豊富に含まれている．大豆ペプトンは，炭水化物やビタミンが豊富含まれる．

ベリフィケーション　→　検証

ペリプラズム (periplasm, periplasmic space)

グラム陰性細菌における細胞質膜の外側，外膜の内側に存在する空隙部分のこと．ここには，細胞内から分泌されてきた特定のタンパク質や，薄いペプチドグリカン層が存在している．外膜にはポーリンとよばれる穴が開いているため，ペリプラズムは細胞外に近い環境となっているが，細胞内と細胞外を隔てる中間領域としての役割をもっている．
→グラム陰性菌

ペルオキシソーム (peroxisome)

真核生物の細胞の中で，主に酸化反応による物質生成や物質変換を担う細胞小器官．酸化反応を担う酵素である各種オキシダーゼ群が中に存在している．ペルオキシソームでは，長鎖脂肪酸のβ酸化や，アミノ酸やプリンなどの代謝などが行われている．
→細胞小器官

ベロ毒素（どくそ） (Vero-toxin)

一部の大腸菌が分泌する毒素．ベロ毒素を産生する大腸菌は腸管出血性大腸菌として感染症法の三類感染症に分類される．アフリカミドリザル腎臓上皮由来の培養細胞であるベロ細胞に対して致死性の細胞毒性をもつもの．ベロ毒素1（VT1）とベロ毒素2（VT2）の2つがある．VT1は志賀赤痢菌が産生する志賀毒素と同じである．

変敗（へんぱい） (spoilage)

食品の品質が劣化すること．かまぼこにネトや褐変が生じたり，魚肉に酸味がしたり，缶詰内容物が変質するなど，腐敗臭が強くなくまだ完全には可食性を失っていないような場合には，腐敗といわず変敗ということがある．また，微生物によるもののほか油脂の酸化も変敗 (oxidative rancidity) という．

変異原性試験（へんいげんせいしけん） (mutagenicity test)

突然変異を引き起こす性質を検出する試験．発がんのリスクと生殖細胞に対する遺伝的障害を予測するために行い，発がん性試験や繁殖試験などの長期毒性試験の予備試験として行われる．ただし，変異原性をもつ物質がすべて発がん性や遺伝毒性をもつとは限らない．一次スクリーニングテストには復帰変異原性試験（AMES テスト）と染色体異常試験が行われ，陽性となった場合には小核試験が行われ，必要に応じて二次テストとして DNA 修復試験，優性致死試験などが行われる．

偏性嫌気性菌（へんせいけんきせいきん）　→　好気性菌

偏性好気性菌（へんせいこうきせいきん）　→　好気性菌

ペントースリン酸経路（さんけいろ） (pentose phosphate pathway)

生物のもつ中央代謝系の一つで，デオキシリボースやリボースなど，核酸の生合成に必要な糖類の供給を担っている．また，脂質の生産に必要な NADPH を供給する役割ももつ．解糖系のグルコース‐6‐リン酸から分岐し，再び解糖系のグリセルアルデヒド‐3‐リン酸へとつながるバイパス経路的な形をした代謝経路である．また，ペントースリン酸経路から分岐する経路により芳香族アミノ酸が生合成されるなど，さまざまな物質の生合成に関わっている．

→代謝経路

べん毛（もう） (flagellum [複 : flagella])

細菌が細胞の表面にもっている毛状の構造．血清型による細菌の鑑別では，H 抗原として扱われる．べん毛は菌体の運動性に関わっており，べん毛の回転によって菌体は動力を得て動いていく．べん毛はタンパク質でできており，動物体内にべん毛をもつ微生物が侵入すると，べん毛に対する抗体が作られる．H 抗原に対する抗体は菌株ごとに特異性が高いため，食中毒細菌などを細かく分類するために使われる．べん毛の生える位置や数は菌種ごとにバラエティがあり，1 本の顕著なべん毛を極部に認める典型的なビブリオ属細菌や，細胞周囲にべん毛を認める周毛性の大腸菌など，さまざまな形態でべん毛は存在している．
→ H 抗原，血清型

防カビ剤（ぼうかびざい） (fungicide, antifungal agent)

防ばい（黴）剤ともいう．カビ（黴）の発生を防ぐ目的で使用する食品添加物であり，保存料ととくに区別して防カビ剤という．輸入される柑橘類やバナナの輸送中にカビの発生を防ぐ目的で指定され，現在でも輸入品で使用されることが多い．防カビ剤には，イマザリル，オルトフェニルフェノール，チアベンダゾール，ピリメタニルの 6 品目がある．これらは，ポストハーベスト（収穫後使用）農薬といわれるもので，日本では収穫後に農薬を使用することが認められていないため食品添加物扱いとなっている．

胞子（ほうし） (spore)

芽胞ともよばれ，細菌が細胞内につくる殻状の構造物のこと．多くの場合，胞子形成能をもつ細菌が高熱や栄養源枯渇などのストレス状態にさらされた場合に形成される．胞子の中にはゲノム DNA やリボソームといった最低限の重要な生体分子のみが格納されて，やがて細胞本体の構造は無くなり胞子のみが残る．胞子はストレス状態に極めて強い性質をもつため，高ストレス環境を切り抜けることができる．この性質は，ウエルシュ菌，セレウス菌などの胞子形成細菌が加熱処理後も食品中に生き残って食中毒を引き起こす原因にもなっている．酵母やカビなどの真菌も胞子をつくるが，こちらは有性生殖に関わるなど，細菌の胞子とは違った意味合いのものとなっている．
→クロストリジウム，バチルス，発芽

放射線殺菌（ほうしゃせんさっきん） (disinfection by irradiation)

発熱を伴わない冷殺菌法の一つ．放射線は電離放射線と非電離放射線に分類されるが，一般的には電離放射線のことを指す．電離放射線の中で電磁放射線である γ 線，X 線，粒子線である電子線を用いて食品を照射し，微生物を殺菌する方法．放射線の殺菌メカニズムは，主に DNA の分子鎖切断，塩基の酸化分解などである．

放線菌(ほうせんきん)　(Actinomycetes)

一般にグラム陽性，好気性の土壌菌で，ゲノム DNA の GC 含量が高く（70%程度），放射状に菌糸をのばし，その先端に胞子を形成するというカビに似た形態分化を示す細菌群を指す．生態系においては，落葉などの有機物の分解や物質循環に関わる分解者としての役割を果たしている．医療分野で重要な抗生物質の多くは放線菌の一種である *Streptomyces* 属によって生産される．16S リボソーム RNA 遺伝子の塩基配列に基づく分類では，典型的な放線菌の形態を示さないものも放線菌のグループ（*Actinobacteria* 綱）として分類され，結核菌（*Mycobacterium tuberculosis*），ジフテリア菌（*Corynebacteriun diphtheriae*）などの病原菌やグルタミン酸産生菌（*Corynebacterium glutamicum*），ビフィズス菌（*Bifidobacterium adolescentis*）なども放線菌に含まれている．　→真正細菌

膨張缶(ぼうちょうかん)　(swelled can)

缶詰の蓋底が膨張したものをいう．膨張原因は内容物中に増殖発育した微生物が炭酸ガスまたは水素ガスなどを産生することによる場合が多い．まれに内容物の化学反応により生成するガスが原因のこともある．

補酵素(ほこうそ)　(coenzyme)

さまざまな酵素が生体内で働いているが，そのうち酵素単体では活性を発揮できず，ある特定の有機化合物を結合した状態でのみ活性型となる場合がある．このような特定の分子のことを，補酵素とよぶ．ビタミン類は補酵素として機能する代表的な分子群である．補酵素は，多くは酵素が活性をもつための要の部分となる活性中心部位の近傍にはまり込み，基質に近接した位置に存在しながら，酵素反応を補助している．補酵素は微量の存在で生体にとって充分な場合も多いが，不足すると生体機能に支障をきたすため，生物が摂取するべき重要な物質となっているものも多い．

ほ場(じょう)カビ　(field fungus)

栽培環境（ほ場）に生息し，収穫前の農作物に侵入するカビの総称．栽培中には主に寄生性（植物に病気をもたらすものも多い）のカビが侵入する．収穫直前には植物の防御機能が低下するため，その他のカビも侵入する可能性がある．また，収穫時に虫害や機械的な傷により腐生性（動植物の遺体，有機物を分解する）のカビが侵入することもある．代表的なほ場カビに柑橘類腐敗病（緑カビ病）

菌である *Penicillium digitatum*，イチゴやブドウで灰色カビ病を起こす *Botrytis cinerea* などがある． →ボトリティス

保存培地（ほぞんばいち） (preservation medium)

菌を保存するための培地．大腸菌やブドウ球菌など半年程度は生残する．長期間保存する場合には，10％スキムミルク培地に保存する菌株を高濃度に懸濁して −80℃で保存する．

保存料（ほぞんりょう） (preservative)

微生物による腐敗や変敗を防止して食品の保存性を良くする目的で使用される食品添加物．安息香酸，安息香酸ナトリウム，ソルビン酸，ソルビン酸カリウム，パラオキシ安息香酸のエステル類，プロピオン酸とそのカルシウムおよびナトリウム塩，亜硫酸塩類，しらこたん白抽出物，ε-ポリリシンなどがある．また，ナイシン，ナタマイシンも抗生物質の混入を禁止した食品の製造基準の除外特例として食品添加物に指定され，保存料に用いられている．

ボツリヌス菌（きん） (*Clostridium botulinum*)

土壌，河川，湖沼の環境や動物の腸管などに生息する偏性嫌気性の胞子形成細菌．胞子は加熱に強く，A 型菌胞子の殺滅には 120℃，4 分の加熱を要する．菌が増殖するときにボツリヌス毒素を産生する．ボツリヌス毒素はきわめて毒性が強い神経毒であり，毒素の無害化には 80℃で 30 分間の加熱を要する．食品内毒素型はいずし（魚の発酵食品），缶詰，瓶詰，真空パック食品（「からし蓮根」），レトルト類似食品などで発症した．潜伏期間は 8 ～ 36 時間で，吐き気，おう吐，筋力低下，脱力感，便秘，神経症状（複視などの視力障害や発声困難，呼吸困難など）が現れる．生体内毒素型（乳児ボツリヌス症）は 1 歳未満の乳児で発生する．主な原因食品は蜂蜜である．症状は 5 日間以上続く便秘，ミルクを飲む力が弱くなる，鳴き声が弱くなる，体の筋肉が緩むなどである．

ポテトデキストロース寒天培地（かんてんばいち） (potato dextrose agar)

カビや酵母の増殖培地．バレイショ浸出液 200 g, ブドウ糖 20 g, カンテン 15 g, 精製水 1,000 mL, pH 5.6 ± 0.2．細菌を抑制する場合は，クロラムフェニコール（CP）50 ～ 100 mg/L 加えて使用する．

ボトリティス (*Botrytis*)

子のう菌類に属する植物病原菌．灰色カビ病の原因菌でもあるが，白ワイン用品種のブドウの果皮が，*Botrytis cinerea* に感染することによって糖度が高まり，芳香を帯びることから「貴腐ワイン」の原料のブドウとなる．

ε-ポリリシン (ε-polylysine)

アミノ酸のL-リシン（しばしばL-リジンと称される）が 20～30 個 ε-アミノ基とカルボキシル基とのペプチド結合により形成されたポリマー．発酵法によりつくられ，酵母，グラム陽性およびグラム陰性菌に対して抗菌性を示し，保存料として白飯，惣菜類に使用される．

ホロモルフ (holomorph)

子のう菌類と担子菌類では，多型的生活環（アナモルフとテレオモルフ）をもつが，この両者を合わせた多型的生活環全体の呼称．または不完全菌類の場合もあるが，その菌自体を指す呼称として使われる．

翻訳（ほんやく） (translation)

DNA から遺伝情報が読み取られてできた伝令 RNA（メッセンジャー RNA，mRNA）の塩基配列を読み取り，タンパク質のアミノ酸配列（ポリペプチド鎖）を構築する一連の過程のこと．mRNA にリボソームとよばれるタンパク質合成装置が結合して，mRNA 上の開始コドン（ほとんどの場合，アデニン（A），ウラシル（U），グアニン（G）が順番に連なった mRNA 上の塩基配列）の部分に，メチオニンを結合した転移 RNA（トランスファー RNA, tRNA）が結合することから翻訳が始まる．ただし，真正細菌ではメチオニンの代わりに *N*-ホルミルメチオニンが使われる．その後，20 種類の各アミノ酸が結合した転移 RNA が次々に結合してきて，アミノ酸同士が鎖のように結合されていく．どのアミノ酸が結合されているかは mRNA 上の 3 つの塩基の組合せ（コドンとよばれる）で決まっており，アミノ酸との対応は全生物で決まっているため，mRNA の塩基配列に完全に対応したアミノ酸配列のタンパク質が合成されることになる．

→転写，リボソーム

マイクロサテライト (microsatellite)

DNA の中に存在する反復配列のこと．微生物の場合，一般的に数塩基の単位配列の繰り返しからなるものが多い．食品微生物学分野ではこのような繰り返し配列は特定の株の特徴として目印にして使う場合がある． → MLVA 解析

マイクロ波殺菌 (microwave sterilization)

2.45 GHz のマイクロ波を用いた加熱殺菌法の一つであり，食品の加熱としては電子レンジに用いられている．固形物を含む食品にマイクロ波が照射されると，食品自体（誘電体）にエネルギーが付与されて発熱し，その熱により微生物が死滅する．発熱の原理としては，水分子などの電気的な方向が分極化し，配向（回転）を繰り返すことで，分子間の摩擦熱により発熱する．容器詰めされた後にマイクロ波殺菌される食品例としては，豆腐，麺類，水産練り製品，ジャムなどがある．

マイコトキシン → カビ毒

マスターミックス (master mix)

食品微生物の迅速検出を目的として PCR 法を行う場合，その反応液を，毎回実験者自らが調整をすることは効率的ではない．そこで PCR 反応液をあらかじめ調整したものが市販されている．これらの反応液をマスターミックスとよぶ．

マルチプレックス PCR (multiplex PCR)

1 つの反応液の中で複数の微生物の PCR 検出を行う方法．食品微生物学分野において特定の食中毒菌なども PCR で検出する際，対象とする微生物が複数にわたる場合がある．その場合それぞれの微生物に対して PCR 反応を行う必要がある．しかしこのように複数の PCR 反応行うことは，食品微生物検査の現場において操作が煩雑となる．そこで 1 つの反応液の中に複数の微生物の遺伝子を標的としたプライマーを入れておくことにより，1 回の PCR 増幅で複数の微生物を検出することが可能となる．

MALDI ／ TOFMS

MALDI は matrix assisted laser desorption/ionization（マトリックス支援レーザー脱離イオン化法）の略称．TOFMS は，time of flight mass spectrometry（飛行時間型質量分析法）の略称．サンプルを一瞬にして気化させて（MALDI），飛び出したイオンの飛行距離を測定することによりサンプルの質量を分析する手法である．食

品微生物学分野では，単離した微生物のコロニーをこの装置で分析することにより簡単に菌種の同定をする方法として用いられている．最大のメリットは操作が極めて安価で簡単に同定が可能であるという点である．ただし装置の初期導入コストが高価であることが難点である．

ミトコンドリア (mitocondria)

カビや酵母などの真核生物において，エネルギー源であるATPの主要な生産場所となる呼吸鎖（電子伝達系）が存在する細胞小器官．ミトコンドリアの一番内側はマトリックスとよばれ，ここにミトコンドリアが独自にもつ小さなサイズのDNA（核に入っている染色体DNAとは異なる），TCA回路を担う酵素や，脂肪酸を分解してアセチルCoA（アセチル補酵素A）を取り出すβ酸化を担う酵素群などが存在している．マトリックスを覆うようにでこぼこの形で存在するのが内膜で，ここに電子伝達系が存在している．ミトコンドリアの一番外側にはもう一層の膜である外膜があって，細胞質基質と隔てられている． →細胞小器官

無機塩類（むきえんるい） (mineral salts)

微生物の増殖のためには，リン，カリウム，鉄，マグネシウム，カルシウムが必要である．これらの無機塩類は，酵素の構成成分や酵素活性因子として，また細胞のpHや浸透圧調整に役立つ．腸炎ビブリオなどの好塩菌は，食塩無しでは増殖できず，生理食塩水より高濃度の食塩を必要とし，食塩が2～5%でよく増殖する．

→好塩細菌

無菌充填（むきんじゅうてん） (aseptic filling)

加熱処理により滅菌した食品・飲料を，過酸化水素や過酢酸製剤などの薬剤で滅菌した容器（ガスバリアー性を付加したもの）に，無菌の雰囲気で充填すること．常温保存可能な牛乳（LL牛乳）や熱間充填方式以外の方法で製造されたペットボトル容器詰飲料，無菌充填包装豆腐などがある． →熱間充填，ロングライフ牛乳

無菌操作（むきんそうさ） (aseptic manipulation)

対象とする微生物以外の微生物が自分の実験系（または作業環境）に混入しないように注意しながら操作すること．使用する器具，培地，希釈水などは滅菌し，作業環境を衛生的に保ち，作業中は落下菌が混入しないよう，クリーンベンチや安全キャビネット中

で操作する．ヒトの皮膚や口腔内には多種多様な微生物が存在しているため，人体は重大な汚染源である．無菌操作においては培地などに指先が触れないよう細心の注意が必要である．

無菌包装（むきんほうそう） (aceptic packaging)

無菌状態を保った環境であらかじめ加熱などの調理（殺菌）をした食品を，外部からの菌の混入を遮断しながら殺菌済みの包材で包装する技術．レトルト食品は本来，調理加熱ではなく殺菌加熱を目的として密封加熱を施す食品であるため，レトルト臭が食品に付くなど，味への影響が避けられない．一方，無菌包装食品は，調理殺菌後に包装されるため，レトルト食品よりも食品本来の風味が残る利点がある．

→レトルト殺菌

ムルバ法（ほう） → MLVA 解析

16S メタゲノム (16S metagenomics)

あらかじめ標的遺伝子を 16S リボソーム DNA に絞って行うメタゲノム解析の一種．環境や食品中に存在する微生物の全ゲノムを一斉抽出して解析するという点においては，すべての機能遺伝子を標的とするメタゲノム解析と同じである．ただし 16S メタゲノムにおいては，そこに存在している微生物群集がどのような種類によって構成されているかを明らかにすることを目的とする．食品微生物学分野においては，現時点で，メタゲノムよりも 16S メタゲノムのほうが広く活用されている．従来の培養法で特定の食品中の菌叢を解析する場合は，多数の菌株の分離とそれらの菌株の同定に要する時間が膨大であった．しかし 16S メタゲノムは，これらの作業が 1 日程度で完了してしまう．

→次世代シークエンサー，メタゲノム

メタゲノム (metagenomics)

環境や食品中における微生物群集のゲノムを培養することなく網羅的に解析する技術．この技術が現時点で最も有効に用いられているのは，人の腸のなかの微生物解析の分野である．腸に生息する微生物のゲノムを一斉に抽出し，これらの遺伝子配列を網羅的に解析する．この技術は，大量の DNA の配列を安価に迅速に読むことを可能とした次世代 DNA シークエンサーとともに登場した技術である．人の腸の中では，どのような食生活をしたらどのような酵素の遺伝子がどの発現をしているかなどがわかり，とても有効である．しばしば16Sリボソーム DNAに焦点を当てて微生物のフローラ（flora）解析を行う16Sメタゲノムと混同されてこの言葉が用いられる場合がある．→次世代シークエンサー

メチルレッド試験（しけん） (methyl red test)

IMViC試験のひとつで，グルコースから大量の酸を生成して培地pHが著しく酸性（pH 4.4以下）になることを調べる試験．大腸菌の分別性状に用いられる．

→IMViCテスト，大腸菌試験法，ブドウ糖リン酸ペプトン培地

滅菌（めっきん） (sterilization)

細菌学で用いる言葉で，あらゆる生命体を死滅あるいは除去する物理的または化学的手段をいう．

モニタリング (monitoring)

HACCP（ハサップ）において，CCP（重要管理点）で設定されたCL（管理基準）について，それが守られているかどうかをあらかじめ決められた方法と頻度により，観察・測定・試験検査などを行いその結果を継続的に記録することをいう．

野菜・果実の腐敗・変敗（やさい・かじつのふはい・へんぱい） (spoilage of fruit and vegetable)

食品原料自体にある内在性酵素により自己消化が進むと，続いて微生物が増殖し，異臭，軟化，変色など品質の劣化が生じる．調理前の野菜の腐敗・変敗は生産環境の常在細菌である乳酸菌，*Pseudomonas*，*Erwinia*や酵母類などによって引き起こされる．防止策として水洗，次亜塩素酸ナトリウムや電解水を用いた殺菌，低温管理などが重要である．果実類では主にほ場カビ類の*Aternaria*，*Geotrichum*，*Penicilium*などが収穫後も傷のついた部分から感染して外観の劣化，軟化，異臭を発生させることがある．その防止策として，収穫時に傷を付けないようにすることと，貯蔵庫の湿度管理が重要である．→カビ，シュードモナス

有機酸（ゆうきさん） (organic acid)

有機化合物の酸の総称．食品添加物で使われる有機酸類には，①酢酸やクエン酸のような酸味を利用する有機酸，②グリシンやグルタミン酸などのアミノ酸，③栄養強化と酸化防止の目的で使われるアスコルビン酸（ビタミンC），④保存や酸化防止のために使われる安息香酸，エリソルビン酸，⑤食品の製造・加工の過程で使われ

るシュウ酸のような酸類がある.

輸送培地（ゆそうばいち） (transport medium)

検体をすぐ培地に接種できない場合，培地に接種するまでの一定時間，菌の死滅を防ぎ，夾雑菌が増殖しなように工夫された培地．キャリーブレア培地（チオグリコール酸ナトリウム 1.5 g，塩化ナトリウム 5 g，リン酸二ナトリウム 1.1 g，塩化カルシウム 0.09 g，カンテン 5 g，精製水 1,000 mL，pH 8.4 ± 0.2）などがある．

ユミケカビ (*Absidia*)

接合菌の一種．生物遺体や老廃物など，生きていない有機物素材を栄養源として生活する腐生菌である．森林土壌などからはよく発見される，*A. corymbifera* と *A. ramosa* は 37℃程度の比較的高い温度でよく増殖するため，ムコール症（接合菌による感染症の総称）の病原体として重要である．

溶血性尿毒症症候群（ようけつせいにょうどくしょうしょうこうぐん） (hemolytic-uremic syndrome : HUS)

先進諸国における小児の急性腎障害の原因として最も頻度が高い．一般に腸管出血性大腸菌（EHEC）感染症の経過として発症する．EHEC の出すベロ毒素が腎臓の毛細血管内皮細胞および赤血球を破壊するため溶血がおきる．EHEC 感染症による HUS の致死率は 1 ～ 5%である．

予測微生物学（よそくびせいぶつがく） (predictive microbiology)

微生物の挙動（増殖と死滅）を数学モデルを用いて定量的に解析し，さらにその挙動の予測を可能にするための学問．主に食品を汚染する有害微生物である食中毒菌と腐敗菌を対象とする．食品の置かれた温度，水分活性，塩分，pH，酸素分圧などのパラメーターから微生物の挙動を予測することによって微生物学的安全性を確保することが目標である．近年では一般のユーザーでも，オンラインで ComBase などのデータベースと予測システムの使用が可能である．

→増殖曲線，ハードルテクノロジー

ラクトバチルス (*Lactobacillus*)

グラム陽性，通性嫌気性または微好気性，非胞子形成性の桿菌で，乳酸菌の一種．カタラーゼ陰性で好気的代謝経路をもたないが酸素耐性である．本菌群は哺乳動物の腸管を中心に環境中に広く分布し，180 種以上が本属に含まれている．そのため，生理生化学性状に多様性が見られ，乳酸生成における代謝経路により，グルコースから乳酸のみを産生するホモ型と，乳酸，アルコール，二酸化炭素を産生するヘテロ型に大別される．本属の一部の種は，古くからヨーグルト，チーズ，ザワークラウト，ピクルス，アルコール飲料，サイダー，キムチ，ココア，ケフィアなどの発酵食品および動物飼料の製造における発酵スターターとして利用されてきた．また，菌株依存的ではあるが，本属の多くの細菌株において抗菌物質であるバクテリオシンを産生することが知られている．　→乳酸菌

らせん菌（きん） (spiral bacterium)

細胞の形状がらせん状あるいは波状な細菌の総称．ビブリオのようなコンマ状の短桿菌もらせん菌に含まれることもある．***Campylobacter*, *Helicobacter*, *Spirillum*** などのほかに，大型でらせん回転数の多いスピロヘータやレプトスピラなどの感染症原因菌もらせん菌である．

落下菌（らっかきん） (falling microbe)

空気中には塵埃などの微粒子に付着した細菌，真菌類，ウイルスが浮遊しており，直接・間接的に食品を汚染し，食中毒や腐敗・変敗の原因となる．浮遊菌の指標の一つの落下菌法では，一定面積の平板培地の蓋を一定時間解放して菌を捕集し，培養後コロニーを計数する．　→エアサンプラー

卵黄加マンニット食塩培地（らんおうかマンニットしょくえんばいち） (mannitol salt agar with egg yolk)

ブドウ球菌の選択培地．ブドウ球菌が 7.5%食塩耐性であることを利用した培地で，マンニット分解能と卵黄反応により黄色ブドウ球菌とその他の菌を鑑別する．肉エキス 2.5 g，ペプトン 10 g，マンニット 10 g，塩化ナトリウム 75 g，フェノールレッド 0.025 g，カンテン 15 g，50%卵黄液 50 mL，精製水 1,000 mL，pH 7.4 ± 0.2.　→黄色ブドウ球菌試験法，耐塩性細菌

卵黄反応（らんおうはんのう） (egg yolk reaction)

卵黄が入った培地上のコロニーの周囲に油膜状 (oil-on-water) 状のリングや白濁環が出る反応．ウエルシュ菌，セレウス菌，黄色ブドウ球菌などのコロニーの周囲に生じる．

→ベアード・パーカー寒天培地，卵黄加マンニット食塩培地

LAMP法（ランプほう） (LAMP method)

loop-mediated isothermal amplificationの略．PCR法とは異なる原理で特定の遺伝子領域を増幅する方法である．PCR法と異なり，増幅過程において温度を変化させる必要がなく，65℃で反応が進む．高価な増幅装置が不要で，市販のインキュベーターでも遺伝子増幅が可能である．この原理は日本の栄研化学が開発したものであるが，現在世界的に多くの病原菌の検出に用いられ，迅速キットや装置も販売されている．

→ PCR法

リアルタイム定量PCR法（ていりょう，ほう） (real-time quantitative PCR)

PCR反応における特定の遺伝子配列が増幅していく過程をリアルタイムでモニタリングするPCR法．この手法は2000年頃に登場した．この技術が登場するまではPCR法によって遺伝子が増幅されているのか否かの判定については反応終了液を電気泳動にかけ確認する必要があった．しかし本手法の登場により，PCR反応と同時に蛍光測定などによりPCR増幅の判定が簡単に行えるようになった．またPCR増幅に伴う蛍光値の増加は，もともとの標的遺伝子の存在量が多ければ多いほど早く増加する．したがって蛍光値の増加が一定の閾値を超えるまでの時間を測定することにより，もともとのサンプルの遺伝子の量の定量をすることができるという利点もある．

→ PCR法

リステリア (*Listeria monocytogenes*)

リステリア属には多くの種があるが，リステリア・モノサイトゲネス（*L. monocytogenes*）のみヒトに病原性があることから，通常，リステリアというと *L. monocytogenes* を指す．動物（とくに反芻動物）の腸管内や河川水など環境中に広く分布する細菌である．食中毒統計では本菌による食中毒事例はないが，食品安全委員会の評価書ではリステリア感染症の推定患者数は年間200人とされている．妊婦，高齢者や免疫機能が低下している人は，少量のリステリアでも発症し，敗血症や髄膜炎など重篤な状態になることがある．海外では死亡例も確認されている．厚生労働省は妊娠中は加熱殺菌していないナチュラルチーズ，肉や魚のパテ，生ハム，スモークサーモンの摂取に注意をするよう啓発している．本菌は冷蔵庫内や12%食塩濃度下でも増殖できる．予防法としては冷蔵庫を過信せず，食品は期限内に（開封後は速やかに）食べる．食品は加熱して食べるということである．

リゾチーム (lysozyme)

卵白から得られる溶菌酵素．細菌の細胞壁を構成するムコ多糖類を分解することにより静菌作用を示す．グリシンなどと併用して，和洋菓子，水産加工品，麺類などの日持向上剤として使われる．

リボソーム (ribosome)

高等生物から細菌に至るすべての生物が保持しているタンパク質の合成装置のこと．タンパク質（リボソームタンパク質）とリボソーム RNA（rRNA）の複合体から形作られる．リボソーム分子のなかには，伝令（メッセンジャー）RNA（mRNA）上のコドン（3つの塩基からなる配列を指し，タンパク質を作る 20 種類のアミノ酸と対応する暗号となっている）と，各アミノ酸を結合した転移（トランスファー）RNA（tRNA）を会合させることができる場所がある．ここに，コドンに対応したアミノ酸を結合した tRNA が次々に入ってきては，アミノ酸同士がペプチド結合でつなぎ合わされて出ていく．これによって，コドン塩基配列に完全に対応したペプチド鎖が連結されて生み出されていき，タンパク質ができ上がる．

→翻訳

16S リボソーム RNA (16S ribosomal RNA)

リボソームを構成する RNA のうち，超遠心機での沈降速度によって 16S（沈降係数 単位 S：スベドベリ；Svedberg）に分類されるもの．リボソームは生命細胞にとってタンパク質合成を担う細胞内器官である．微生物学分野においては，遺伝子配列によって菌種を同定するために 1990 年代からリボソームに存在する RNA の DNA 配列が用いられている．すべての微生物が共通に保有するからである．16S リボソーム RNA をコードする約 1,500 塩基の DNA 配列を読むことによってほぼすべての細菌の種類を同定することが可能である．

→リボソーム RNA

リボソーム RNA (ribosomal RNA)

高等生物から細菌に至るまですべての生物が保持しているタンパク質の合成装置であるリボソームの構造の一部を形作る RNA 分子のこと（rRNA と略記）．rRNA は生物を系統分類する上で非常に重要な分子であり，rRNA の塩基配列を解読，あるいは，ゲノム DNA 上の rRNA 遺伝子同士の間に存在する ITS 領域（内部転写領域）を解読することにより，微生物種などを簡便に同定することができる．細菌においては 16S rRNA の塩基配列，酵母やカビにおいては 1SU D1/2 領域や ITS 領域の塩基配列などが菌種同定によく用いられており，大量の塩基配列情報がデータベース上に登録されて検索可能になっている．

→系統樹，リボソーム，16S リボソーム RNA

リポ多糖（たとう） (lipopolysaccharide)

脂質や多糖から構成される糖脂質で，LPS ともいう．グラム陰性細菌では，外膜の脂質二重層に埋め込まれた形で，外側に線状に伸びた糖鎖構造を形成している．脂質二重層に埋め込まれた部分はリピド A（lipid A）とよばれる構造で，ここから細胞外側にコア多糖，O 抗原多糖（O 側鎖多糖）の順に鎖が伸びている．リポ多糖自体が O 抗原として扱われており，動物に感染した際に免疫反応が引き起こされる主要な細菌の構造の一つである．O 抗原多糖は同種の細菌でも株ごとに構造が異なっているため，さまざまな O 抗原に反応する動物由来の血清を作用させて，抗原抗体反応による凝集が起こるか否かによって株の鑑別を行うことができる．病原性大腸菌 O157 : H7 といった株名の O157 の部分は，O 抗原を用いた血清型により仕分けられたものであり，リポ多糖構造に基づいて分類されたものである．

→ O 抗原，血清型

緑変（りょくへん） (green discoloration)

肉中のヘムが酸化開裂したビリベルジンにより，部分的に金属光沢を伴う青～緑色を帯びる現象（グリーンミート）．また，腐敗菌が産生する硫化水素と肉中のミオグロビンがスルフォミオグロビン（緑色）に変化することによる肉色の変化．

→微生物による変色

旅行者下痢症（りょこうしゃげりしょう） (traveler's diarrhea)

海外旅行，主に発展途上国への旅行中，または帰国後に発症する下痢症である．病原体（毒素原性大腸菌，腸管侵入性大腸菌，コレラ，赤痢，コレラ，カンピロバクター，腸炎ビブリオ，サルモネラ，赤痢アメーバ，ノロウイルスなど）の関与するものと，環境の変化，香辛料や変性した油の摂取などの病原体の関与しないものがある．

レトルト殺菌（さっきん） (retorting process)

食品の加熱殺菌法の一つ．レトルトパウチ詰食品，缶詰食品や魚肉ソーセージなどの殺菌に用いられる．レトルトパウチ容器，金属缶またはガラス瓶に殺菌対象の食品を充填し，pH が 4.6 を超え，かつ，水分活性が 0.94 を超えるものでは，120℃で 4 分加熱する方法またはこれと同等以上の効力を有する方法で加圧加熱殺菌が行われる（バッチ式あるいは連続式）．この条件は，食中毒菌であるボツリヌス菌の胞子を完全に死滅させることを目的としている．

→ボツリヌス菌

連続式殺菌（れんぞくしきさっきん） (continuous pasteurization)

バッチ式殺菌と対比して用いられる．殺菌対象の食品を連続的に加熱処理すること．代表例としては，牛乳や清涼飲料水などの流動状食品の UHT 殺菌が挙げられ，容器に充填・密封される前に殺菌される．一方，缶詰食品やレトルトパウチ詰食品にも連続式殺菌が用いられており，この場合は容器に充填・封入後にレトルト殺菌される．　→超高温加熱殺菌（UHT 殺菌），バッチ式殺菌

ローズマリー抽出物（ちゅうしゅつぶつ） (rosemary extract)

ヨーロッパ地中海沿岸諸国や北アフリカに広く野生しているシソ科の常緑多年草で，マンネンロウともよばれるローズマリーの花や葉から有機溶剤や炭酸ガスで抽出したもの．酸化防止の作用をもち，独特なにおいのある液体．油脂，油脂加工品，菓子類，水産練り製品などの酸化防止剤として使われることがある．

ロープ菌（きん） (rope bacterium)

パンが腐敗し粘稠性物質（ネト）を生じ，ロープ様の糸を引く原因となる細菌．もともと小麦や小麦粉に存在し，耐熱性胞子を形成する *Bacillus mesenteroides* や *B. subtilis* などが知られている．

→バチルス，胞子

濾過滅菌（ろかめっきん） (sterilization by filtration)

気体や液体からフィルターを用いて微生物を除去する方法．熱に対して変性しやすいビタミン・糖類・血清などが含まれる試薬や培地，医薬品の滅菌に用いられる．細菌より小さいウイルスやマイコプラズマは除去できない．

ロタウイルス (*Rotavirus*)

レオウイルス科に属するウイルスで，急性の胃腸炎を発症する．乳幼児期（0 ～ 6 歳ころ）にかかりやすい感染症である．感染力が強く，ごくわずかなウイルスが体内に入るだけで感染する．5 歳までにすべての子どもがロタウイルスに感染する．とくに初めて感染

した乳幼児は水様性下痢，吐き気，おう吐，発熱，腹痛である．5歳までの急性胃腸炎の入院患者のうち，40 ～ 50%前後はロタウイルスが原因である．経口ワクチンがある．

ロングライフ牛乳（ぎゅうにゅう） (long life milk)

生乳を 130℃ないし 150℃で数秒間加熱殺菌して無菌化し，過酸化水素で滅菌した紙容器に，無菌の雰囲気で充填した牛乳をいい，しばしば LL 牛乳とよばれる．紙容器はアルミ箔を含む 6 層にラミネートされており，酸素遮断性が高い．LL 牛乳は常温で保存可能であり，賞味期限は数カ月となっている．

〈見出し語一覧〉

実用　ポケット食品衛生微生物辞典

2018 年 9 月 10 日　　初版　第 1 刷　発行

編　　者　藤井建夫
発 行 者　夏野雅博
発 行 所　株式会社　幸書房
〒 101-0051　東京都千代田区神田神保町 2-7
TEL03-3512-0165　FAX03-3512-0166
URL　http://www.saiwaishobo.co.jp

装　幀：㈱クリエイティブ・コンセプト（松田晴夫）
組　版：デジプロ
印　刷：シ ナ ノ

ISBN978-4-7821-0429-3　C3558